AF282257

Martina Kainz
Fasziendynamik MK ©

Hunde in Balance
seelisch und körperlich bis ins hohe Alter

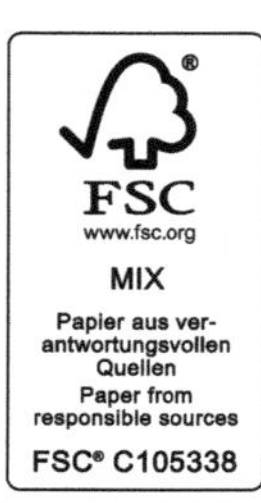

Bibliografische Information der Deutschen Nationalbibliothek: Die Deutsche Nationalbibliothek verzeichnet diese Publikation in der Deutschen Nationalbibliografie; detaillierte bibliografische Daten sind im Internet über dnb.dnb.de abrufbar.

Die automatisierte Analyse des Werkes, um daraus Informationen insbesondere über Muster, Trends und Korrelationen gemäß § 44b UrhG („Text und Data Mining") zu gewinnen, ist untersagt.

Lektorat: Mercedes-C. Kainz, Marion Meister
Korrektorat: Andreas Lanzilotti
Mitwirkende: Bernhard Kainz, Mercedes-C. Kainz,
                    Leonard Kainz, Mannus Kainz

Verlag: BoD · Books on Demand GmbH, Überseering 33,
22297 Hamburg, bod@bod.de
Druck: Libri Plureos GmbH, Friedensallee 273, 22763 Hamburg

ISBN: 978-3-7693-9822-9

Inhaltsverzeichnis

„Wer Faszien berührt, begegnet dem ganzen Wesen

– körperlich, emotional, lebendig."

(Martina Kainz)

1. Vorwort

1.1. Vorwort Andreas Haas

Faszien haben ihren Weg in die Welt der Medizin und manuellen Therapie gefunden. Das Konzept der faszialen Verbindungen im Körper – eine durchgehende, dreidimensionale Struktur, die alle Teile des Körpers miteinander verbindet und koordiniert – hat sich nicht nur in der Therapie, sondern auch in Sport- und Bewegungsdisziplinen weit verbreitet. Selbst in Bereichen wie Yoga, Pilates und Trainingstherapie wird das Wissen über das fasziale Netzwerk mittlerweile intensiv genutzt.

Unzählige Menschen weltweit haben von diesen Erkenntnissen profitiert und konnten ihre Gesundheit, ihr Wohlbefinden und ihre Regeneration auf vielfältige Weise verbessern.
In diesem Buch gelingt es Martina Kainz, all diese wertvollen Erkenntnisse auf unsere vierbeinigen Freunde zu übertragen. Endlich können auch Hunde von diesem Wissen profitieren!

Mit ihrem umfassenden und detaillierten Wissen über Faszien bietet Martina in diesem Werk einen tiefen Einblick in den „Faszienkörper" des Hundes. Dieses Buch zielt darauf ab, Hundehalter:innen das nötige Wissen zu vermitteln, um die Gesundheit und das Wohlbefinden ihrer Hunde durch ein besseres Verständnis des faszialen Systems zu fördern.

Anhand zahlreicher anschaulicher Beispiele gibt Martina wertvolle Hinweise zur Haltung, Aufzucht und zum täglichen Leben mit Hunden. Die praxisnahen Beschreibungen machen das komplexe fasziale Netzwerk leicht verständlich. Die zahlreichen Anwendungsmöglichkeiten können von jedem Hundehalter und jeder Hundehalterin schnell und einfach umgesetzt werden und bieten praxistaugliche Ansätze zur Verbesserung von Gesundheit und Wohlbefinden der Hunde.

Dieses Buch ist eine Bereicherung für die Faszienwelt und ein wertvoller Leitfaden für jeden Hundehalter – und ein Gewinn für jeden vierbeinigen Begleiter selbst!

Andreas Haas
Leiter Fasziopathie ®, fasziopathie.com

Wien, im April 2025

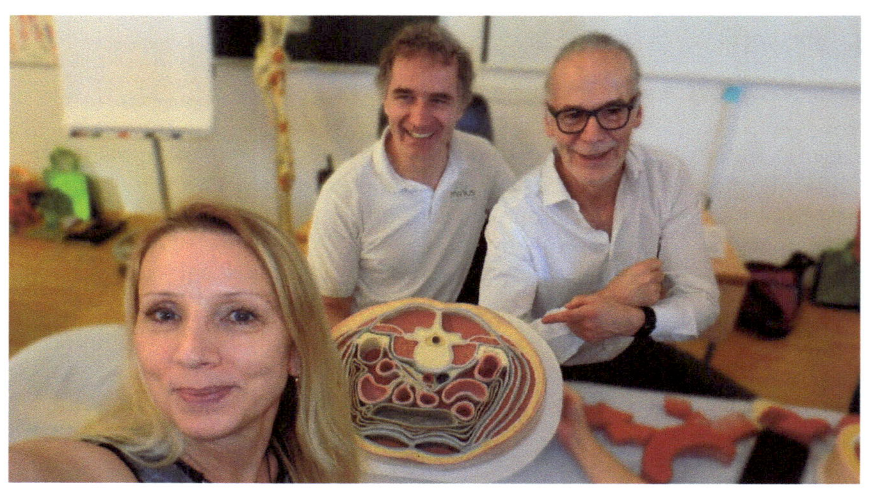

Andreas Haas: Gründer, Entwickler und Leitung der Fasziopathie ®,
Leitung manus fascia center, internationaler Faszienspezialist

Dr. Robert Schleip: Weltweit führender Faszienforscher,
Leiter Fascia Research Group, Diplom-Psychologe und Humanbiologe

Martina Kainz: Fasziendynamik MK

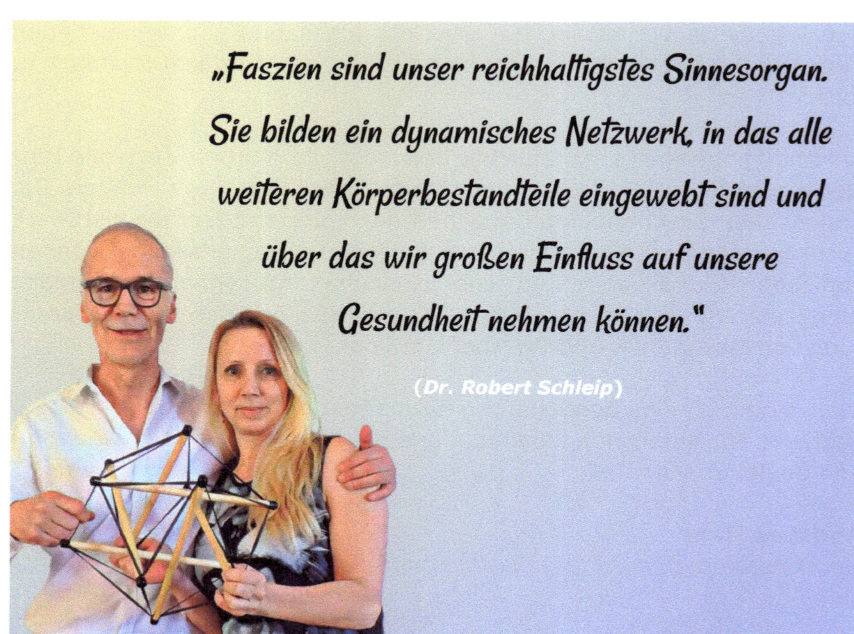

1.2. Fasziendynamik MK – Wie alles begann ...

Unsere kleine Hündin Tinka, ein Dackel-Terrier-Mix, benutzte eines Tages ihre Hinterbeine kaum noch und nach einer Woche waren diese komplett gelähmt. Es folgten zahlreiche Tierarztbesuche, bei denen Tinka geröntgt wurde und Spritzen bekam. Die Ärzte konnten jedoch nichts Auffälliges feststellen und es trat keinerlei Besserung ein. Tinkas Hinterbeine versagten ihren Dienst.

Ein Tierarzt empfahl mir, Kontakt zu einer Dame aus der Tschechischen Republik aufzunehmen. Diese Frau arbeitet nach der sogenannten Dorn-Methode und hätte schon manche Vierbeiner wieder „zum Laufen gebracht". Dieser Rat des Arztes sollte sich als wahrer Glücksfall für uns herausstellen. Die andere Option war, Tinka in Brünn für 2.500, -- € operieren zu lassen.

In meiner Verzweiflung rief ich die Dame in Tschechien an und vereinbarte sofort einen Termin für denselben Abend. Dort angekommen, betrat ich mit Tinka einen kleinen Raum im Keller, in dessen Mitte ein Teppich lag. Interessiert beobachtete ich die Behandlung unserer kleinen Hündin. Im Anschluss besuchte ich mit Tinka auch noch einen Akupunkteur sowie einen Bekannten, der die Bowen-Methode bei Hunden praktizierte. (Die Bowen-Therapie ist eine alternative Heilmethode, die u.a. bei Kopf-, Gelenk- und Rückenschmerzen, Muskelverspannungen, Sportverletzungen, Karpaltunnelsyndrom usw. eingesetzt wird).

Nach dieser Mischung aus verschiedenen Behandlungsmethoden begann Tinka tatsächlich elf Tage später wieder zu laufen. Zunächst fing sie an, das Knie eines Hinterbeins vorsichtig zu benutzen, dann das gesamte Bein und mit der Zeit kam auch der zweite Hinterlauf dazu. Zwar war sie noch sehr wackelig auf den Beinen, aber sie machte deutliche Fortschritte, welche ich so nie für möglich gehalten hätte. Um die Genesung zu unterstützen, behandelte ich Tinka während dieser Zeit auch selbst bei mir zu Hause. Zudem ließ ich keinesfalls zu, dass sie nur auf ihren Vorderbeinen lief. Wenn ich Tinka ins Gras setzte, krabbelte ich auf allen Vieren hinter ihr her, hielt dabei ihre Hinterläufe und half der gelähmten Beinmuskulatur die korrekten Bewegungen durchzuführen. So konnte ich umgehen, dass das Gehirn und Nervensystem nur noch auf die Benutzung der intakten Vorderläufe setzte. Vielmehr war stets die Information präsent, dass man beim Gehen die Hinterläufe mitbenutzt.

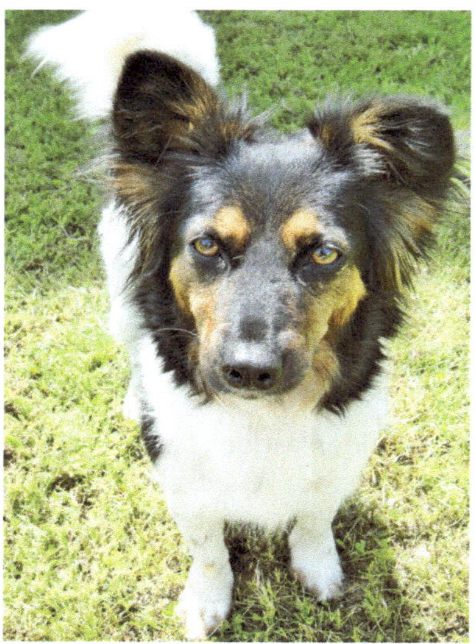

Tinka

Bei Übungen im warmen Wasser der Badewanne, bei welchen sie aus Schwäche immer wieder in die Sitzposition sank, massierte ich die Innenseiten ihrer Oberschenkel, was automatisch ein „Strecken" der Hinterläufe auslöste. Beim Abtasten stellte ich fest, dass die Beine mittlerweile wieder besser mit Blut und Nährstoffen versorgt wurden. Auch die Nervenbahnen, die angeblich irgendwo eingeklemmt waren, begannen wieder aktiver zu werden.

Meine Neugier war geweckt. Ich wollte genau verstehen, was bei meiner Hündin passiert war und beschloss, mich auf diesem Gebiet ausbilden zu lassen.

Heute rennt Tinka mit unseren anderen Hunden wieder fröhlich über die Wiesen, was ein wunderbarer Anblick ist. Ich bin sehr dankbar, dass es auch Tierärzte gibt, die offen für Neues sind und alternative Behandlungsmethoden nicht automatisch verteufeln.

Nach diesen eindrücklichen Erfahrungen mit meiner Hündin Tinka ließ ich mich in Prag zur zertifizierten Therapeutin für die Dorn-Methode ausbilden.

Im Laufe der Zeit behandelte ich die verschiedensten Hunde, darunter Sport- und Polizeihunde, Haustiere von Freunden, Hunde aus dem Tierheim uvm. Manchmal wurden mir Röntgenbilder gezeigt, auf denen der Tierarzt nichts Auffälliges erkennen und somit auch keine Diagnose stellen konnte. Mit ein paar gezielten Handgriffen spürte ich jedoch schnell drei verschobene Wirbel. Darum ist es hilfreich, Röntgenbilder stets von der Seite und von oben zu erstellen (Schubladeneffekt).

Häufig muss man auch einen anderen Blickwinkel auf den Hund oder das Problem zulassen, um konkrete und schlüssige Diagnosen stellen zu können. Die medizinischen Diagnosen überlasse ich den Tierärzten. Ich verlasse mich auf mein Feingefühl in den Fingern, welches ich im Laufe der Zeit für das Bindegewebe entwickelt habe. Mit zunehmender Erfahrung begann ich immer mehr das Tier über seine Faszien zu erspüren, anstatt mich nur auf die Behandlung zu konzentrieren.

So begab ich mich in eine weitere Ausbildung: Osteo-/ und Faszienbehandlung für Menschen (auch Babys) und Tiere. Nachdem ich diese erfolgreich mit der entsprechenden Zertifizierung abgeschlossen hatte, absolvierte ich Ausbildungen im Manus Fascia Center Wien (Faszientherapie sowie Fasziopathie®) beim Andreas Haas (Leitung Manus Fascia Center, Ausbildungsleitung Fasziopathie), Seminare und Workshops beim Dr. biol.hum. Dipl.Psych. Robert Schleip (Leiter der Fascia Research Group, Autor zahlreicher Fachpublikationen über Faszien) an verschiedenen Instituten. Schließlich folgten weitere Abschlüsse zur zertifizierten Faszien-Yoga-Trainerin, zur Assistenzhundeführerin sowie zur Beraterin für artgerechte Haltung, Ausbildung, Ernährung, Pflege und das Sitting von Tieren.

Die Faszien haben mich dabei stets besonders in ihren Bann gezogen und faszinieren mich bis heute. Ich bin fasziniert vom Zusammenspiel der verschiedensten Aspekte der Faszien: strukturelle, biomechanische wie auch physiologische Funktionen; Informationsaustausch und Interaktionen mit verschiedensten Rezeptoren und Nerven wie auch mit dem Gehirn; All das zusammen bildet so ein allumfassendes Netzwerk, welches so erst ein Zusammenspiel aller Körperteile ermöglicht. Genau diese Welt der Faszien ertaste ich in den Körpern der Hunde. Die Körper zeigen teilweise wiederkehrende Muster, welche man mit der Zeit lesen kann.

Mit der Zeit bemerkte ich schon bei den ersten Berührungen eines Tieres, dass die eigentliche Ursache der Beschwerden wohl an einer anderen Stelle, als zuvor angenommen, aufzufinden war. Daraus entstanden mit der Zeit auch eigene Handbewegungen sowie bestimmte Druck- und Ziehtechniken, welche von viele Hunden als sehr angenehm empfunden wurden. Aufgrund dieser fortlaufenden Entwicklung entschied ich mich, Fasziendynamik MK (Martina Kainz) ins Leben zu rufen. Diese Methode verbindet unterschiedlichste Aspekte meines Lebensweges mit meiner beruflichen Laufbahn sowie mit all den Erfahrungen, welche ich mit unterschiedlichsten Tieren und Methoden machen durfte. Es ist eine Behandlungsmethode, die für das Tier effektiv, aber in keiner Weise schmerzhaft ist.

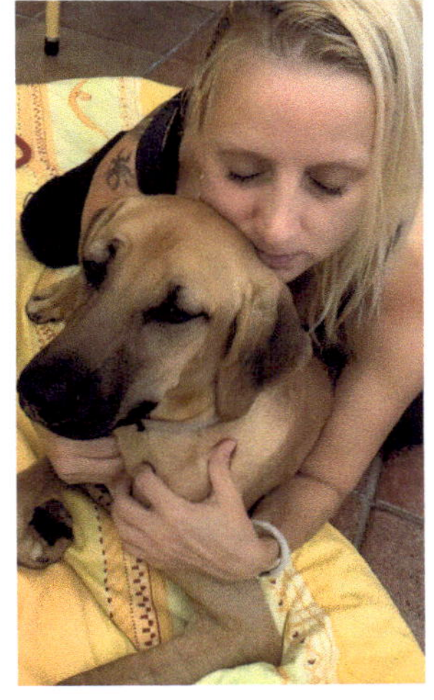

Das Fühlen und Verstehen von Tieren kann man jedoch nicht theoretisch erlernen, das muss man erleben. Diese Erfahrungen hat mir mein Vater während meiner gesamten Kindheit ermöglicht. Dieses erlebte Wissen begleitet mich schon mein Leben lang.

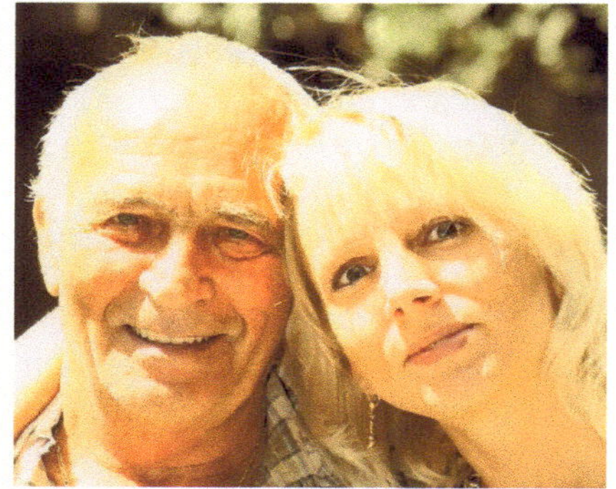

„Der Unterschied zwischen einer Tier-Mensch und Mensch-Mensch Beziehung ist der, dass das Tier dich nie enttäuscht!"

(Frantisek Sroufek, mein Vater)

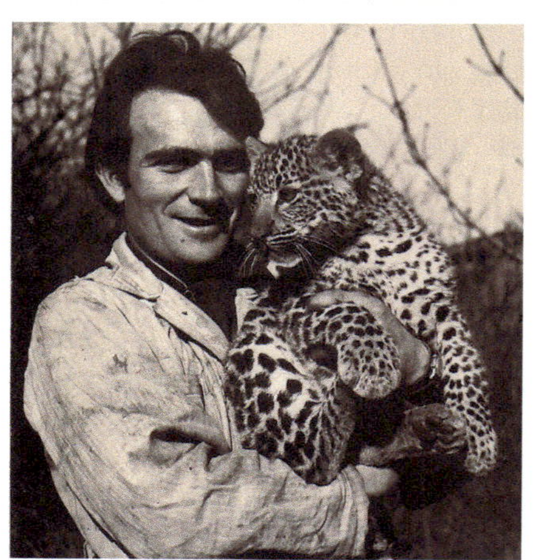

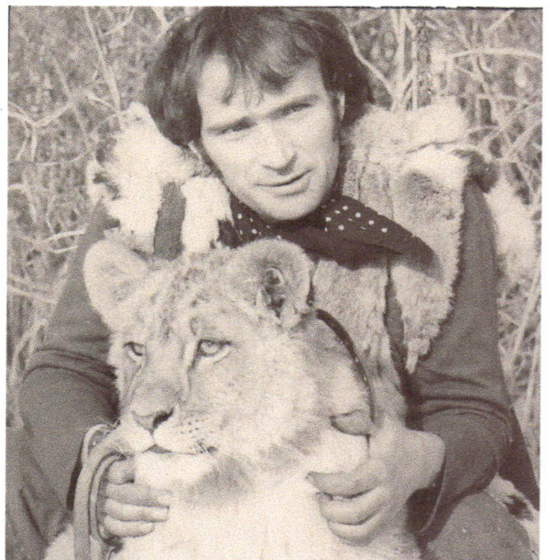

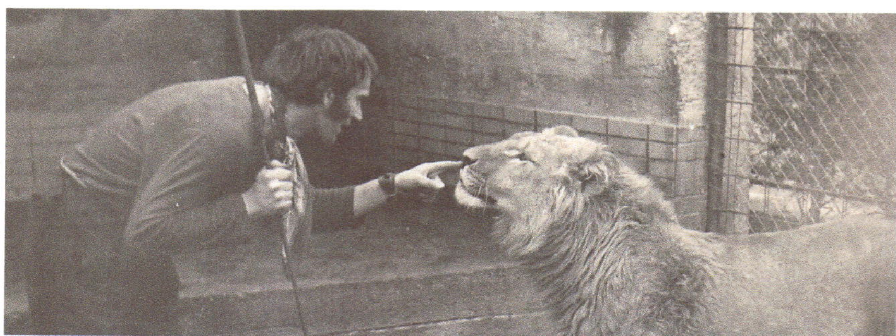

2. Ich bin Martina Kainz

Von Geburt an lebte ich in einer Welt, in welcher Tiere im Mittelpunkt des Alltagslebens standen. Meine Kindheit war alles andere als gewöhnlich. Ein Wolf signalisierte meiner Mutter, wenn meine Windel voll war, und ich trank meine Muttermilch Seite an Seite mit zwei schwarzen Pantherbabys. Während andere Kinder mit Puppen spielten, teilte ich mein Bettchen mit zwei Pumas und schaute Fernsehen mit einem Känguru. Durch das Wohnzimmer ging mein Bruder mit einer Hyäne, während im Nachbarraum Emus und Sträuße umherliefen.

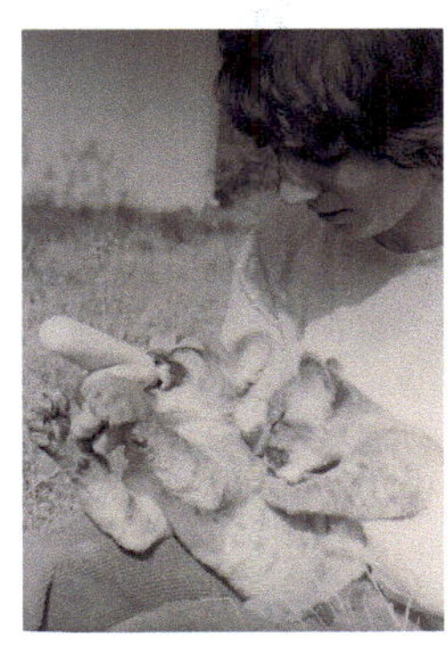

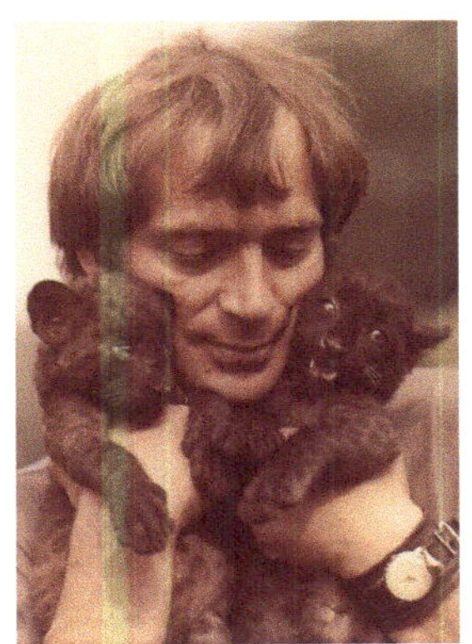

Mein Vater leitete lange Jahre den Tierpark Bratislava und war ein bekannter Raubkatzenzüchter (Sein Leben wurde verfilmt). Er stellte schon früh fest: „Tiere enttäuschen dich nie!". Und tatsächlich waren Tiere stets meine besten Freunde. So bin ich wohl etwas „speziell" geprägt, was sich in meiner Kommunikation mit Tieren und wahrscheinlich auch mit Menschen niederschlägt. Langweilig oder eintönig war meine Kindheit jedenfalls nie. Hier wurde bereits der Grundstein für meine spätere Arbeit als „Tierpflegerin" gelegt.

Fasziniert beobachtete ich die Bewegungen der Raubkatzen, die sich so sehr von denen der Hyänen oder der Wölfe unterscheidet, ganz zu schweigen von denen der Primaten. Meine erste Obduktion, die eines Zebras, durfte ich im Alter von 8 Jahren erleben. Das Bild sehe ich noch heute vor mir. Ebenso fasziniert beobachtete ich, wenn Papa die großen Fleischbrocken für die Fütterung zerteilte.

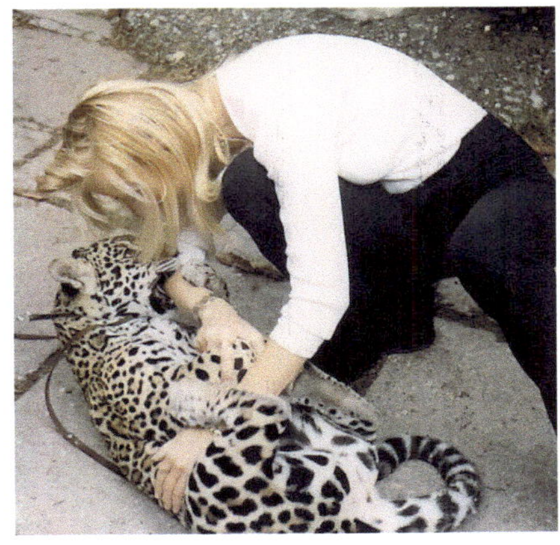

Schon damals entdeckte ich die Sehnen und erkannte, mit welch enormer Kraft sie die Gelenke zusammenhalten. Die Fütterung der verschiedensten Tierarten war immer sehr spannend. Das Highlight für mich war natürlich stets das Füttern der Wölfe und Raubkatzen mit meinem Vater. Die Leidenschaft meiner Mutter, die ebenfalls im Tierpark arbeitete, galt den Pinguinen, Papageien, Flamingos, Sträußen und anderem „Gefieder". Unser Familienalltag war Tag und Nacht mit dem des Tierparkes verbunden.

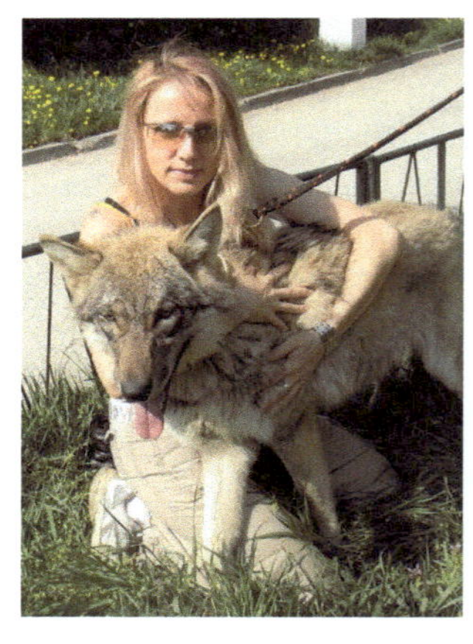

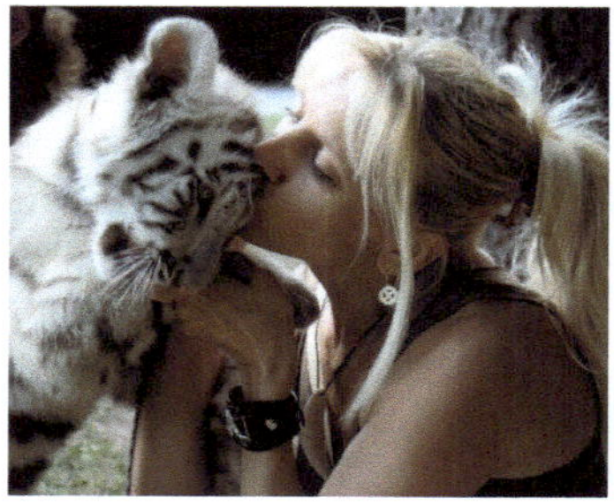

Zur Arbeit meiner Eltern gehörte auch das Beobachten der Tiere. So konnte ich oft viele Stunden gemeinsam mit meinen geliebten Menschen zusehen und staunen, während sie mir das Gesehene professionell erklärten. Ich lernte unglaublich viel über das Leben der Tiere und erkannte, dass jedes von ihnen ganz eigene Bedürfnisse hat.

Kommunikation erlebte ich als wichtigen Teil unseres Zusammenlebens mit den Tieren aber auch im Zusammenleben der Tiere untereinander. Dabei stellte ich immer wieder fest, dass wir vieles von ihnen lernen können. Sie sind oft ein besseres Vorbild für ein gutes Miteinander als so mancher Mensch. Ein bekannter Tierforscher, Josef Vagner, sagte einmal: „Wir können den Tieren niemals das zurückgeben, was wir ihnen schuldig sind!" Und damit hat er in meinen Augen vollkommen recht.

Seit über 30 Jahren arbeite ich mit meinem Mann Bernhard mit Hunden. Dabei fiel mir immer wieder auf, wie eingeschränkt bzw. verändert die Kommunikation der Tiere ist, wenn sie Schmerzen haben. Hierfür reicht bereits eine lästige Ohrenentzündung. Hunde jammern und klagen nicht, doch sie verhalten sich trotzdem anders, wenn sie ein gesundheitliches Problem mit sich herumtragen.

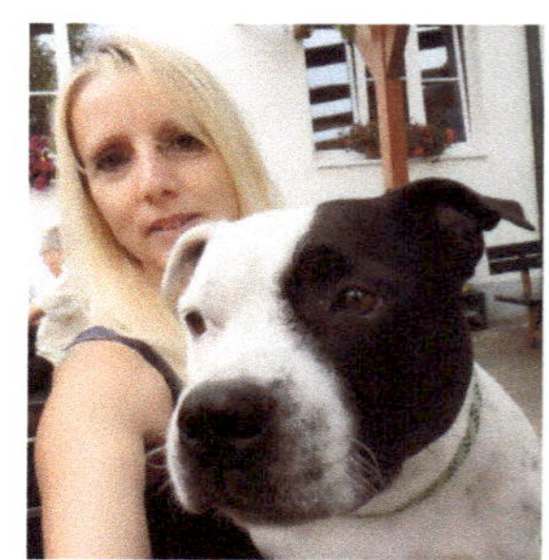

Die Beispiele reichen von einem Hund, der ständig fiept, wenn er alleine ist, dabei aber nur an einem Tinnitus leidet, bis zu einem Hund, der angeblich völlig gesund ist, jedoch trotzdem nach Menschen schnappt, bis man erkennt, dass er Unterhautmilben hat, die ihm das Leben schwer machen. Nach der Beseitigung des Milbenproblems wird so ein Hund „plötzlich" wieder zu einem ganz lieben und völlig normalen Hund.

Während meiner praktischen Arbeit nach der Fasziendynamik MK erlebe ich immer wieder die positiven Veränderungen bei den Hunden, wenn man ihnen richtig, einfühlsam und kompetent hilft. Dabei ist mir wichtig, immer das Tier als Ganzes zu betrachten. Das Faszien-Netzwerk beeinflusst alle Regionen des Körpers. Egal, welchen Teil des Körpers man behandelt, durch die Faszienverbindungen behandelt man automatisch andere Körperstellen mit.

Unvergessen bleibt mir z.B. ein 10-jähriger Dobermann, der wegen eines bestimmten Problems zu mir kam. Er litt außerdem an Inkontinenz, welche bislang ohne Erfolg mit Tabletten behandelt wurde. Bereits nach einem Tag und einer einzigen Behandlung benötigte er keine Tabletten mehr, obwohl ich vorrangig ein anderes Problem behandelt hatte.

Ich begann, die Hunde immer intensiver zu fühlen. Mit meinen Händen erspürte ich das Bindegewebe und die Faszien und mit meiner Energie erkannte ich, wie der einzelne Hund reagierte und sich mir gegenüber verhielt. Das Faszinierende an dem riesigen Fasziennetzwerk ist, dass dieses Organ die Macht hat, einen Hund gleichzeitig zu bewegen, Informationen zu transportieren und über das zentrale Nervensystem zu kommunizieren. Alle körpersprachlichen Signale werden dank der Faszien zum Ausdruck gebracht.

So sah ich manchmal einen vom Wesen her freundlichen Hund, der jedoch ständig unfreiwillig die Zähne zeigte („Lächeln" auf Grund einer Erkrankung). Die Ursache dafür waren falsche Informationen aus dem zentralen Nervensystem an die Faszien. Dadurch arbeiteten seine Muskeln im Gesicht unkoordiniert und es kam zum Hochziehen der Lefzen. Er sandte somit permanent ungewollt falsche Signale an seine Artgenossen aus: „Ich mag euch nicht!" (Lefzenziehen). Dieser rundum freundliche Hund wirkte auf die anderen Hunde wie ein Außerirdischer und ihm drohten selbst von verträglichen Artgenossen immer wieder Angriffe. Dass Hunde ungewollt falsche Signale aussenden, sind bei weitem keine Einzelfälle. Selbst wenn bei einem Hund nur eine Faszie am Bein betroffen ist, nimmt er eine Schonhaltung ein, um bestimmte Muskelgruppen zu entlasten. Durch Schmerzen bzw. Unwohlsein verhalten sich Hunde anders als sonst und senden, wie gerade beschrieben, dadurch eben falsche Signale aus. Es kommt dann oft zu „Artgenossen-Unverträglichkeiten". Das Nervensystem des Hundes ist ein hochkomplexes Kommunikationsnetzwerk. Seine Hauptfunktion ist die Übertragung und Verarbeitung sensorischer Informationen und die Koordination der Körperfunktionen. Genau das möchte ich positiv beeinflussen und das „System Hund" bei Störungen wieder „reprogrammieren".

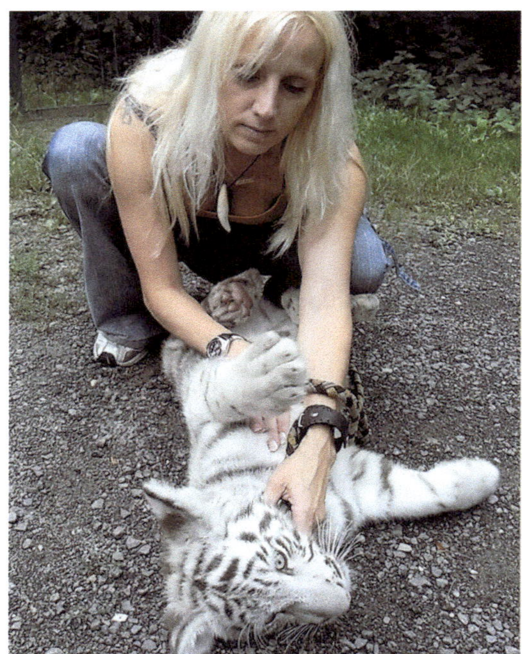

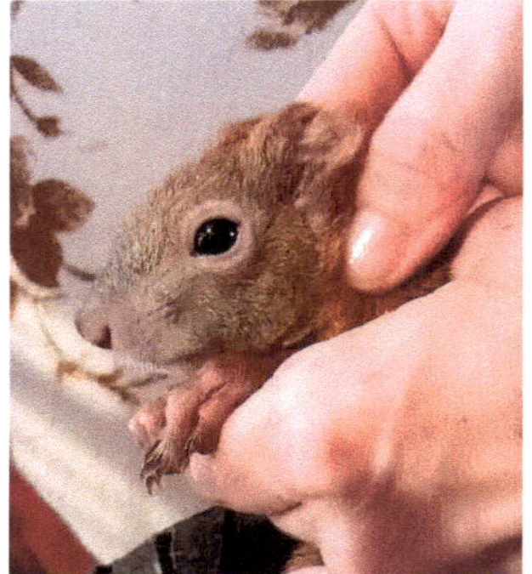

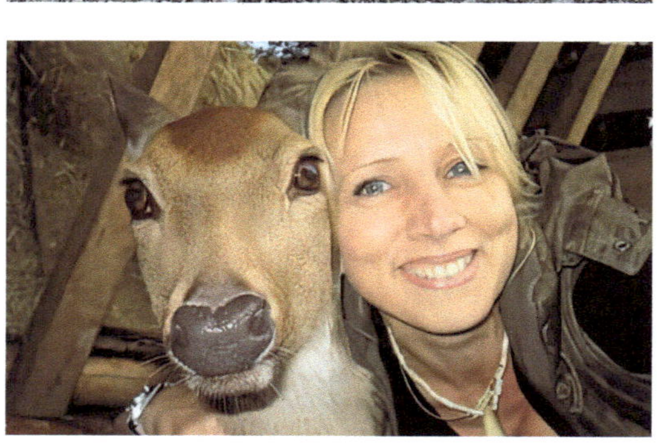

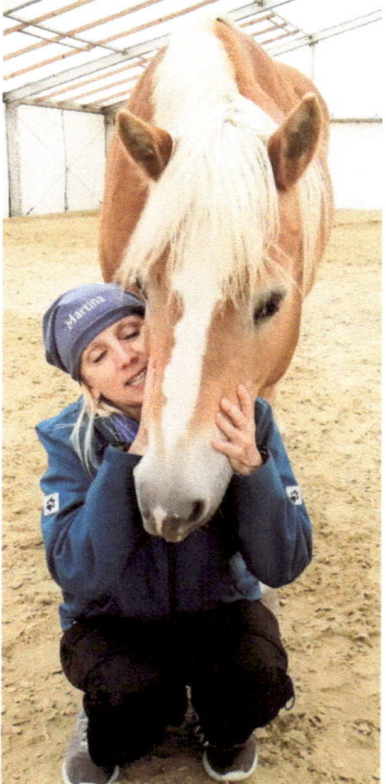

3. Faszien

3.1. Die geheime Kraft im Körper deines Hundes

Viele Hundehalter fragen sich inzwischen: Was sind eigentlich Faszien und welche Aufgabe erfüllen sie? In diesem Buch möchte ich – auch für Laien verständlich - ein wenig Licht ins Dunkel bringen. Dabei verzichte ich bewusst auf Fachausdrücke, weil ich selbst zu Beginn meiner Ausbildung damit überfordert war und viel Zeit mit Übersetzungen verlor.

Bei der von mir entwickelten Fasziendynamik MK, benötigt man kein dezidiertes Fachwissen. Es geht vielmehr darum, zu lernen und zu verstehen, wie die Faszien funktionieren. Ein kleiner Einblick in das Gewebe sowie Kenntnisse darüber, wo und wie die Faszien verlaufen und welche Funktionen sie haben, genügen, um als liebevoller Hundehalter vielen Schäden vorbeugen zu können. Wie kann ich meinem Hund ein besseres Leben bieten? Wie kann ich ihm bei gesundheitlichen Problemen durch sanfte, den Stoffwechsel anregende Bewegungen Linderung verschaffen? Auf diese und weitere Fragen möchte ich in diesem Buch Antworten geben.

Was genau sind nun die Faszien? Der Begriff „Fascia" kommt aus dem Lateinischen und bedeutet „Band" oder „Bandage". Und genau das sind die Faszien. Sie sind ein Netzwerk, das für die Bewegung, Biomechanik und Leistungsfähigkeit des Hundes verantwortlich ist. Man kann sich die Faszien wie einen Nylonstrumpf vorstellen, der den gesamten Körper und alle darin enthaltenen Teile umhüllt und elastisch zusammenhält. Noch sind die Faszien recht unerforscht, doch wenn man richtig mit ihnen arbeitet, kann man überraschende Erfolge und Heilungsprozesse erzielen.

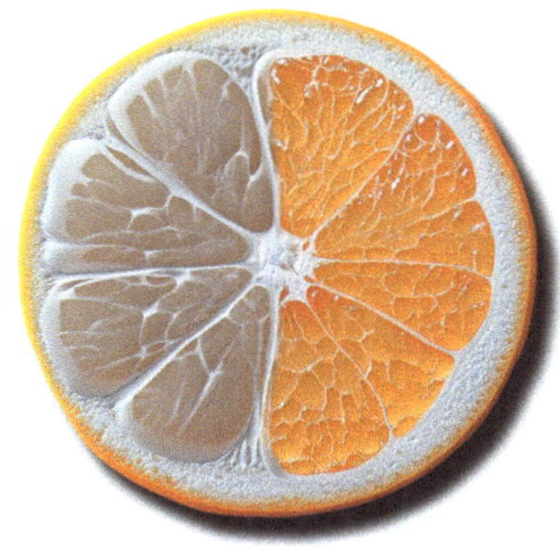

Veranschaulichung Orange

Man kann sich das vorstellen wie die weiße Haut bei einer Orange, die das Fruchtfleisch wie ein Netz umhüllt und zusammenhält.

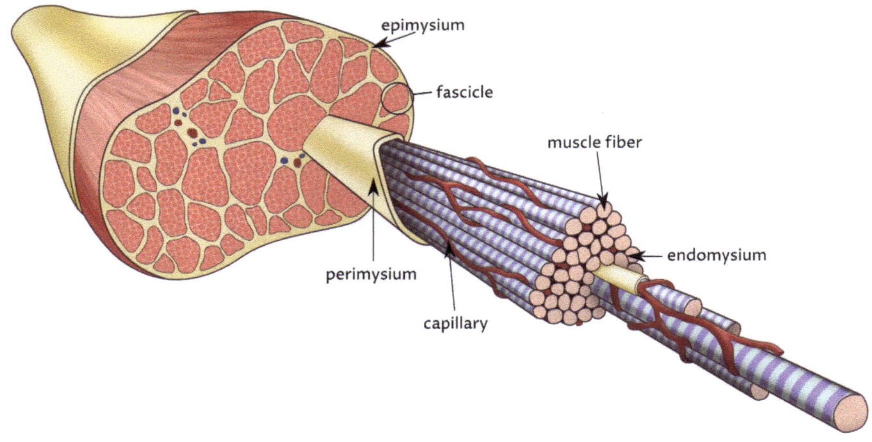

3.2. Aussehen und Funktion der Faszien

Faszien, auch Fascien (vom lateinischen fascia für „Band" oder „Bandage"), sind Weichteil-Komponenten des Bindegewebes, die den gesamten Körper durchziehen. Sie bilden ein umhüllendes und verbindendes Spannungsnetzwerk, das Strukturen wie Gelenk- und Organkapseln, Sehnenplatten (Aponeurosen), Muskelsepten, Bänder und Sehnen umfasst. Faszien umschließen, verbinden und trennen gleichzeitig alles voreinander. Sie stützen den Körper in alle Richtungen, sind dehnbar und gehen fließend ineinander über, wodurch sie eine Gewebekontinuität bilden. Ihre Struktur besteht aus Fasern, Hüllen, Schichten, Schläuchen, Taschen und einer flüssigen Matrix.

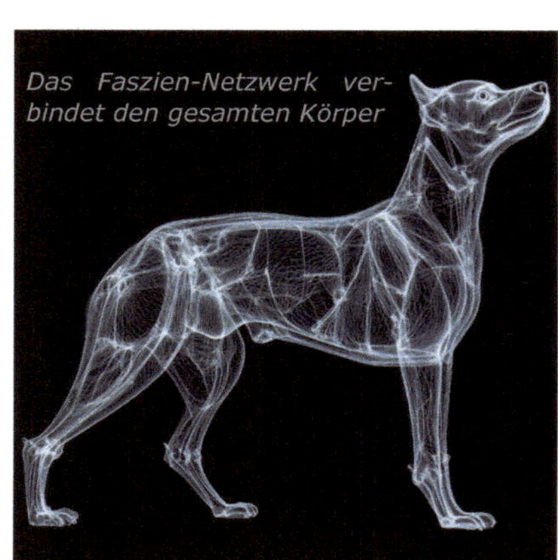

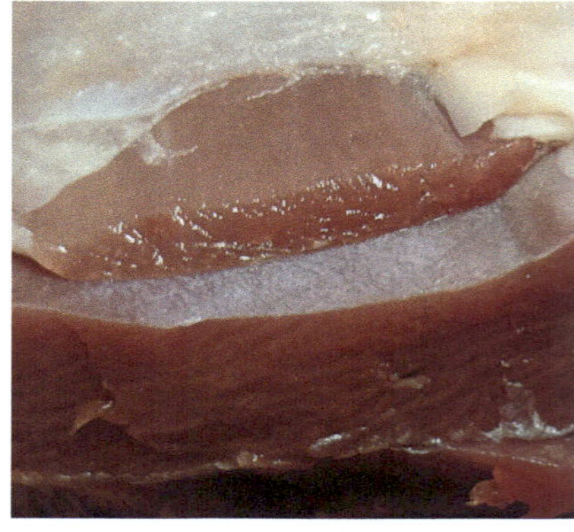

Faszienschichten (Reh 1,5 Jahre alt)

Sie umhüllen alle Organe, Knochen, Nervenbahnen, Muskeln, Blutgefäße und Lymphknoten und sichern so deren Form und Funktion. Somit dienen sie als Träger der Körperstrukturen (Stützfunktion). Erst durch das Fasziengewebe kann sich ein zusammenhängender Organismus ausbilden, da es alle Systeme im Körper verbindet und deren Kommunikation ermöglicht. Faszien verfügen über zahlreiche Rezeptoren und spielen daher eine zentrale Rolle bei der

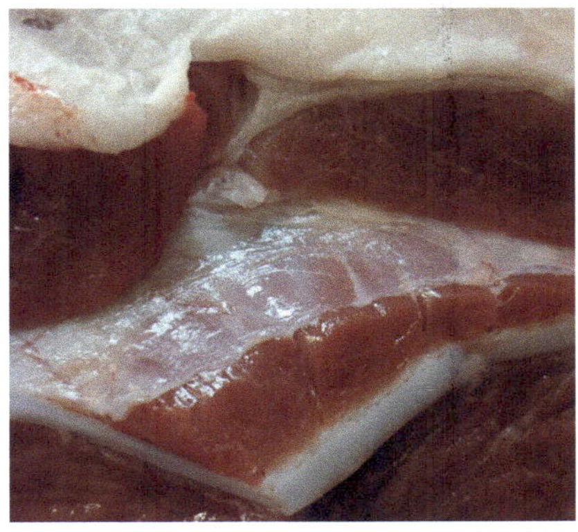

Faszienschichten (Wildschwein 1 Jahr alt)

Reizweiterleitung. Alle Informationen werden über die Faszien zum Gehirn transportiert (Verbindungsfunktion). Zudem wirken sie als Polster oder Dämpfer zum Schutz vor Verletzungen bei Kraftübertragungen, äußeren Einflüssen oder bei der Dehnung der Muskeln (Schutzfunktion).

Gesunde Faszien sorgen außerdem dafür, dass Nährstoffe und Sauerstoff zu den Körperzellen transportiert und Stoffwechselabfallstoffe und Schadstoffe abtransportiert werden. Sie besitzen eine Heilfunktion, da sie durch Kollagenproduktion Wunden schließen, und dienen als unverzichtbarer Wasserspeicher für den Körper. Die bedeutendste Funktion ist wohl ihre Immunfunktion. Fasziengewebe enthält Makrophagen (Fresszellen), die Bakterien, Viren und abgestorbene Zellen beseitigen und eine wichtige Barriere gegen Fremdkörper bilden.

Faszien umhüllen und stabilisieren auch Flüssigkeitstransporter wie Venen, Arterien, Lymphbahnen und Nerven. Sie erhalten Befehle vom Gehirn (Zentralnervensystem) zur Ausführung von Bewegungen. Die Faszie beginnt dann sofort zu arbeiten, zieht sich zum Beispiel zusammen und bezieht dabei Muskeln und andere an der Bewegung beteiligte Körperstrukturen mit ein.

Darüber hinaus spielen Faszien eine zentrale Rolle bei der Reizweiterleitung. Sie enthalten zahlreiche Rezeptoren, die Informationen an das Gehirn übertragen. Zudem wirken sie als Polster bei Kraftübertragungen, Bewegungen und Dehnungen der Muskulatur. Sie bilden ein elastisches Netzwerk, das wesentlich zur Beweglichkeit, Biomechanik und Leistungsfähigkeit des Hundes beiträgt.

Man kann sich Faszien wie einen flexiblen Nylonstrumpf vorstellen, der den gesamten Körper umhüllt und zusammenhält. Sie erstrecken sich vom Kopf bis zu den Füßen (bzw. Pfoten beim Hund) und bestehen größtenteils aus kollagenen Fasern. Ihre Dicke und Elastizität variieren je nach Körperregion und Funktion – manche sind fester und robuster, andere dünner und flexibler.

Bei einer Übung während des Lehrgangs „Faszien als Sinnesorgan" bei Dr. Robert Schleip konnten wir dies selbst erleben. Ein Teilnehmer sollte sich vorstellen, nach rechts oder links zu schauen (ohne dies zu tun). Nur durch diesen Gedanken konnte ein anderer Teilnehmer die entsprechenden Faszie, die mit dem Auge verbunden ist und sich auf die Bewegung vorbereitet hat, am Hals fühlen. Also beeinflussen wir unsere Faszien auch schon durch Gedanken.

Faszien haben viel mehr zu bieten als bisher angenommen. In älteren Büchern gibt es Bilder, auf denen man die Faszien deutlich erkennen kann. Damals zeichneten die Künstler die Körperteile sehr detailliert und schufen regelrechte Meisterwerke. In den meisten Anatomielehrbüchern von heute findet man jedoch kaum Informationen über Faszien. Es wird lediglich erwähnt, dass es z.B. eine „Fascia superficialis" gibt, aber nicht ihre enormen Funktionen. In der praktischen Forschung wurde diese weiße, schleimige Schicht vom Muskel getrennt und weggeworfen.

Die moderne Faszienforschung widmet sich intensiv der Untersuchung und Erforschung von Faszien und hat bereits bemerkenswerte Erkenntnisse und Literatur hervorgebracht, die die Bedeutung und Vielseitigkeit der Faszien umfassend beleuchten.

Faszien bilden eine Gewebekontinuität und gehen fließend ineinander über. Sie bestehen aus Fasern, Hüllen, Schichten, Schläuchen, Taschen und Flüssigkeit (Matrix). Ohne Faszien wären unsere Hunde (wir auch) gar nicht lebensfähig. Sie bilden ein gigantisches Netzwerk, das sich durch den gesamten Körper des Hundes zieht. Faszien bestehen größtenteils aus Kollagenfasern und sind flexibel. Es gibt dickere und dünnere Faszienschichten, manche sind je nach Körperregion und Funktion eher von fester und derber Konsistenz, andere sind dünner und elastischer. Ihre Aufgaben und Funktionen sind vielfältig.

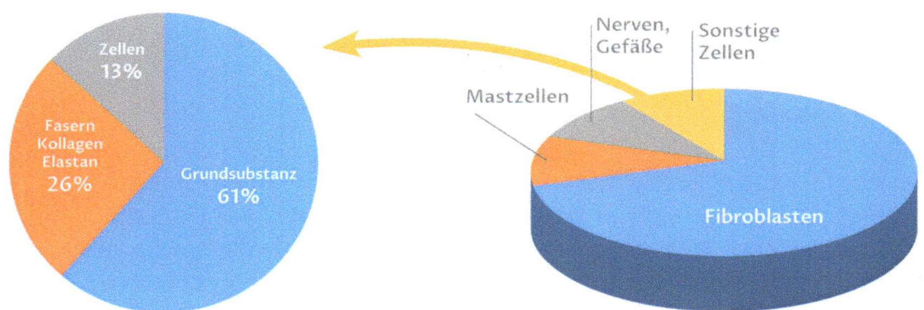

Fibroblasten – Zellen in der Faszie die das Bindegewebe aufbauen, indem sie Kollagen produzieren. Sie spielen auch eine wichtige Rolle im Wundheilungsprozess sowie bei Entzündungen.

Fibroblasten erzeugen sämtliche Fasern und einen Großteil der Grundsubstanz. Sie sind sozusagen die Baumeister der faszialen Strukturen, die die Faszien geschmeidig machen. Verkleben die Faszien durch Viskosität, können die Organe, Muskeln und alles andere im Körper nicht mehr aneinander reiben und es entstehen „Klebstellen", die oft sogar verwachsen und so zu Fehlfunktionen des Organismus führen. Wenn Nerven auch noch mit eingewachsen sind, entstehen heftige Schmerzen.

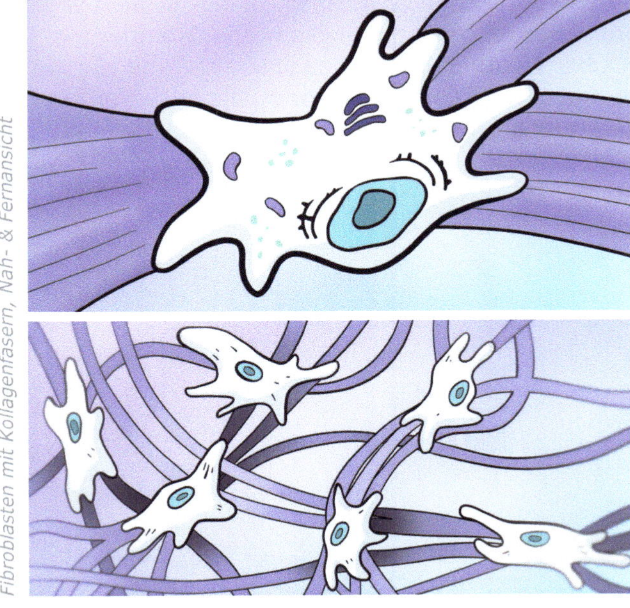

Fibroblasten mit Kollagenfasern, Nah- & Fernansicht

3.3. Die vier Arten von Faszien

Obere Faszie (Fascia superficialis)

Die obere Faszie liegt direkt unter der Haut und funktioniert wie ein flexibles Netz, das sich in alle Richtungen dehnen kann. Sie umhüllt Organe, Drüsen, Nerven sowie Blut- und Lymphgefäße und agiert dabei wie ein Dämpfer. In ihr werden Fett und Wasser gespeichert, und zahlreiche Nervenbahnen durchziehen sie. Die Fascia superficialis ermöglicht, dass sich Haut und Muskulatur unabhängig voneinander bewegen können, was für die Beweglichkeit wichtig ist. Zudem spielt sie eine wesentliche Rolle bei der Körperwahrnehmung (Propriozeption), indem sie dem Gehirn Informationen darüber liefert, wo sich der Körper im Raum befindet. Ein sozusagen hochsensibles 3D-Wahrnehmungssystem, das es Hunden – und auch uns Menschen – ermöglicht, sich im Raum zu orientieren und die Position des eigenen Körpers präzise wahrzunehmen. Sie registriert über spezialisierte Rezeptoren kontinuierlich Spannungen, Druck und Bewegungen, wodurch der Hund beispielsweise genau weiß, wie weit er von einer Wand entfernt ist oder in welcher Haltung er sich befindet. Ähnlich erleben wir Menschen diese Faszienwahrnehmung: Selbst wenn wir unter einer Decke liegen, wissen wir genau, wo unsere Füße sind und in welcher Stellung sie sich befinden, ohne sie bewusst sehen zu müssen. Dieses System ist essenziell für eine koordinierte Bewegung und räumliche Orientierung. Diese obere Faszie ist über Hautbänder (Retinacula cutis) mit der tieferen Faszie verbunden und enthält viele Rezeptoren, die auch Berührungen, Druck und Temperatur wahrnehmen.

Sinnesorgane in der Haut

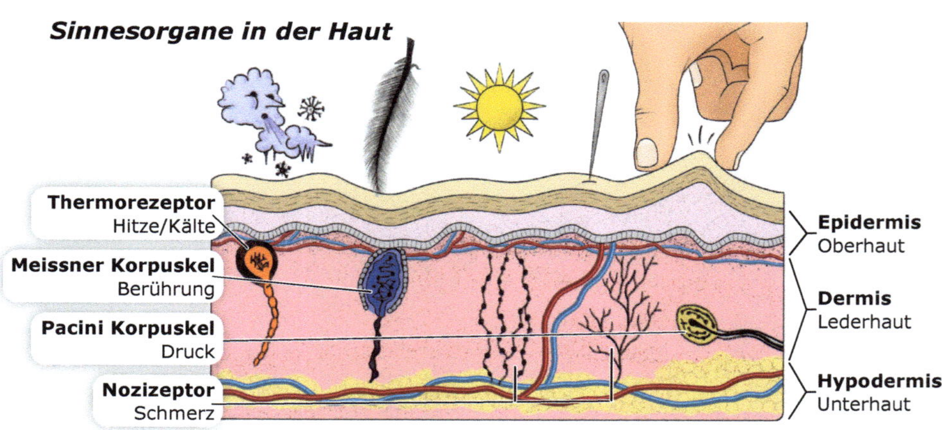

Tiefe Faszie (Fascia profunda)

Die tiefe Faszie befindet sich zwischen den Muskeln und Muskelgruppen und ist eine dichte Schicht aus Bindegewebe, die neben den Muskeln auch Nerven, Blutgefäße und Knochen umhüllt. Sie ist flexibel und kann sich je nach Belastung dehnen oder zusammenziehen, reagiert aber auch auf äußere Einflüsse wie Stress, Temperatur oder Emotionen. Diese Faszie koordiniert Bewegungen und sorgt dafür, dass Informationen über Muskelspannung, Gelenkstellung und Bewegungen an das Gehirn weitergeleitet werden. Sie fungiert dabei als eine Art „Anker" zwischen Muskeln und Skelett und hilft, die Kraftübertragung im Körper zu steuern. Die tiefe Faszie ist steifer und weniger dehnbar als oberflächliche Faszien. An manchen Stellen haben sie einen hohen Anteil an Myofibroblasten, die die Fähigkeit zur aktiven Kontraktion haben.

Viszerale Faszien

Die viszeralen Faszien umschließen die inneren Organe und halten sie an ihrem Platz. Sie bestehen aus mehreren Schichten und bieten den Organen Schutz und Stabilität. Verstärkungen in diesen Faszien, die sogenannten Haltebänder, verhindern, dass die Organe innerhalb des Körpers verrutschen. Diese elastischen, aber stabilen Strukturen sorgen dafür, dass die Organe sicher verankert sind und dennoch die nötige Bewegungsfreiheit behalten.

Neurogene Faszien

Die neurogenen Faszien umhüllen das Nervensystem und bieten den Nerven eine schützende Hülle aus Bindegewebe. Diese „Verpackung" ermöglicht es den Nerven, sich bei Bewegungen frei zu bewegen, ohne Schaden zu nehmen. Die neurogenen Faszien schaffen spezielle Räume, die das Nervensystem sicher einbetten und gleichzeitig seine Flexibilität unterstützen. So können die Nerven auch unter Belastung oder Bewegung problemlos arbeiten.

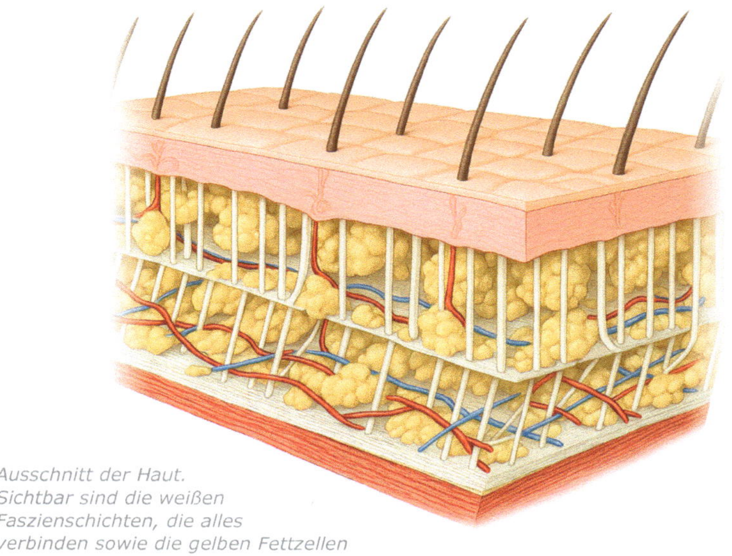

*Ausschnitt der Haut.
Sichtbar sind die weißen
Faszienschichten, die alles
verbinden sowie die gelben Fettzellen*

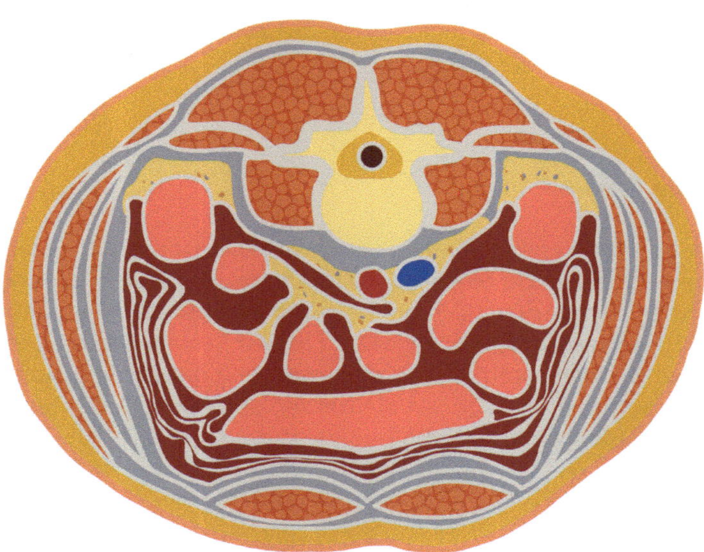

Querschnitt Bauchregion (Mensch) | Weiß & Grau = Faszien

3.4. Die Interaktion der Faszienarten

Sämtliche Faszien und ihre verschiedenen Schichten sind miteinander verbunden und kommunizieren ununterbrochen miteinander. Jede Schicht erfüllt eine Vielzahl wichtiger Funktionen, von denen hier nicht alle aufgeführt sind. Sie bilden gemeinsam ein essenzielles, großes Netzwerk, das für den reibungslose Ablauf aller Körperfunktionen wie Stoffwechsel, Bewegungsabläufe und Leistungsfähigkeit und für die Aufrechterhaltung der Körperstruktur verantwortlich ist. In der Tat ist kein Bereich des Körpers von diesem Faszien-Netzwerk ausgeschlossen.

Faszien reagieren empfindlich auf Druck, äußere Temperaturen und den emotionalen Zustand des Hundes (seine Psyche). Bei intensiver physischer oder emotionaler Belastung neigen die Faszien dazu, sich zu verkürzen, zu verkleben, verfilzen, verdicken, oder sogar „erblinden" (sensomotorische Amnesie) oder sie werden porös.

Wenn die Kommunikation der Faszien z.B. durch Verklebungen gestört ist, kann sich dies anderswo im Körper auswirken. Zum Beispiel kann die Ursache für Schmerzen im Lendenwirbelbereich (L1, L2) die Absenkung der Niere sein. Empfindsamkeit im Lendenwirbelbereich L3 kann auf Darmprobleme des Hundes hinweisen. Ein Bandscheibenvorfall kann sich auch negativ auf ein Organ auswirken, da Nerven eingeklemmt werden könnten, die zur Versorgung des Organs benötigt werden.

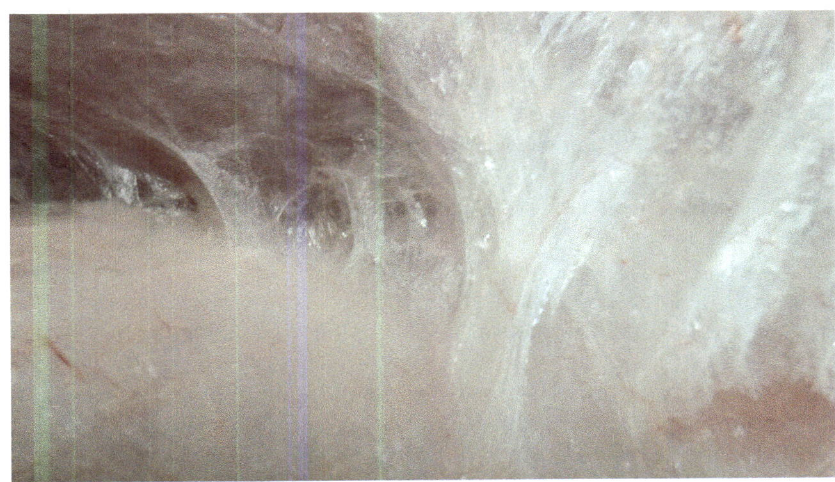

Verklebte Faszie

Umgekehrt können sich Organprobleme auf die Faszien auswirken. An erkrankten Organen verkleben oder verfilzen die Faszien oft. Dadurch entsteht eine Zugkraft und verursacht Schmerzen in anderen Bereichen des Körpers. Zum Beispiel hilft es nicht, sich bei einem humpelnden Hund nur die betroffene Pfote anzusehen.

Alle Faszien, sei es die der Knochen, Sehnen, Organe oder Muskeln, gehen fließend ineinander über. Es existieren keine klaren Abgrenzungen zwischen den verschiedenen Strukturen, sondern es gibt eine kontinuierliche Verbindung. Dieses Verständnis ist von großer Bedeutung und wird daher hier oft betont.

3.5. Faszienketten: Die geheimen Pfade im Körper deines Hundes

Lass uns nun in die Welt der Faszienketten (Myofasziale Ketten) eintauchen. Es sind „geheime" Pfade, die deinen Hund von Kopf bis Pfote durchziehen und erstaunliche Verbindungen im Körper schaffen. Diese Ketten bestehen aus Muskelverbindungen, die über Faszien miteinander verbunden sind. Ihre Behandlung ist ein wesentlicher Bestandteil meiner Arbeit. Doch was genau sind Faszienketten, und warum sind sie so wichtig?

Im Körper deines Hundes gibt es sogenannte „Faszienketten" oder auch „Faszienlinien" genannt, die verschiedene Muskeln und Gelenke verbinden und für ein harmonisches Zusammenspiel sorgen. Diese Faszienketten ermöglichen es, dass weit auseinanderliegende Muskeln zusammenarbeiten, um Bewegungen effizient zu gestalten.

Du kannst dir das so vorstellen, dass, wenn du an einem Ende der Faszienkette ziehst, die Bewegung bis ans andere Ende weitergeleitet wird. Zum Beispiel: Um aufzustehen oder aufrecht zu gehen, braucht dein Hund eine Kette von Muskeln und Faszien, die vom Kopf bis zu den Pfoten reicht. Diese Verbindungen werden auch als myofasziale Ketten bezeichnet.

In einem gesunden Hunde-Körper ordnen sich Kollagenfasern entlang der Funktionsketten und Kraftlinien der Faszien korrekt an. Bei mangelnder Bewegung oder zu viel Stress – sei es durch zu intensives Training oder emotionale Belastung – kann das Ablagern der Kollagenfasern jedoch unkontrolliert erfolgen. Das führt zu eingeschränkter Beweglichkeit und verzögerter Genesung.

Während die Meridiane in der traditionellen chinesischen Medizin Energiebahnen darstellen, sind die Faszienketten physische Strukturen aus Bindegewebe, die ähnliche Wege durch den Körper nehmen.

Ein spannendes Detail: Auf den Linien der Faszienketten liegen auch Akupunkturpunkte. Diese Punkte sind oftmals an kleinen Kreuzungen oder Abzweigungen, an denen sich die Faszien „verzweigen" zu finden. Geübte Akupunkturspezialisten können diese Punkte ertasten und nutzen sie, um gezielt Beschwerden zu behandeln.

Es gibt verschiedene Erklärungsmodelle, wie die Akupunktur seine Wirkung erzielt. Häufig werden dabei die Faszien als wichtiges Bindeglied zwischen östlichen und westlichen medizinischen Ansichten gesehen. So wird zum Beispiel bei der Akupunktur eine Nadel in die Faszie eingestochen und durch die Rotation der Nadel haften sich Kollagenfasern - die Baustoffe der Faszien - wie gekochte Spaghetti an die Nadel an. Dies führt zur Aktivierung von Fibroblasten, den Zellen, die für die Bildung und Erhaltung des Bindegewebes verantwortlich sind. Dadurch entstehen Zellfortsätze, welche dann wichtige Aufgaben für den Stoffwechsel und die Zellkommunikation übernehmen. Dies zeigt aus westlicher Sicht, dass Akupunktur direkt auf die Faszien wirkt und bei richtiger Anwendung sehr effektiv sein kann.

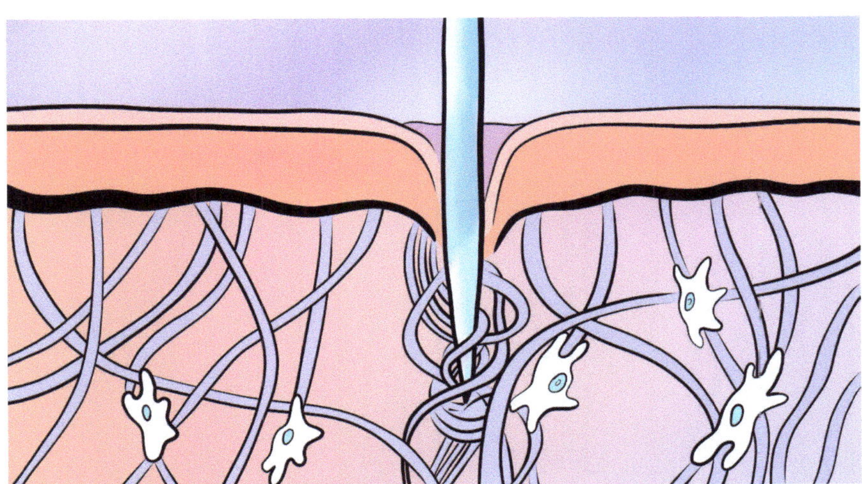

Die Kollagenfasern wickeln sich um die Nadel

Bei der Behandlung der Faszienketten erreichen wir tiefe Gewebsschichten im Hundekörper. Sie wirkt entschlackend und entgiftend. Stoffwechsel und Bewegungsapparat werden in Gang gebracht.

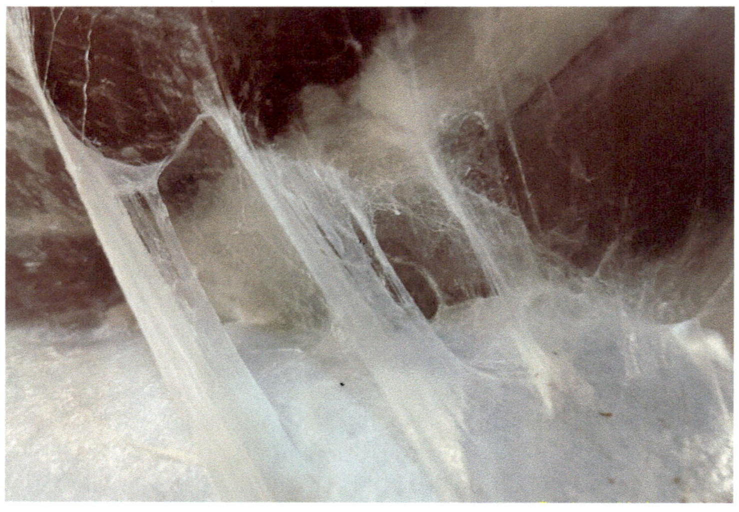

Faszienverbindungen (Reh 1,5 Jahre alt)

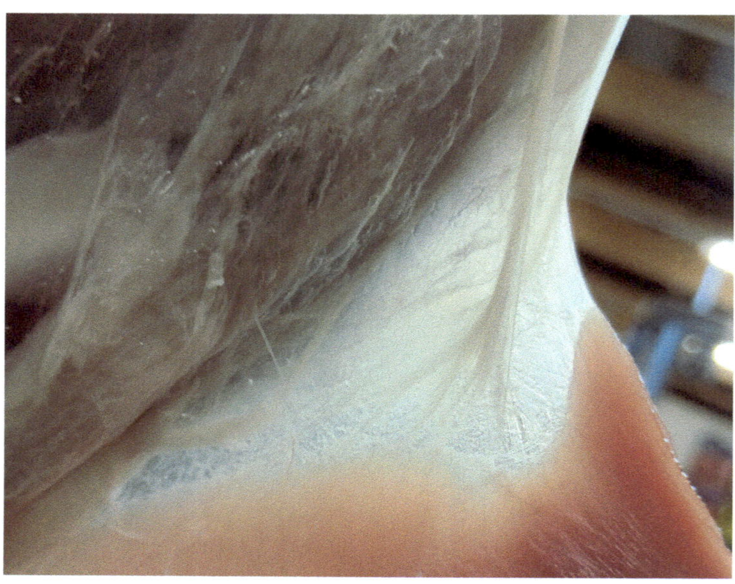

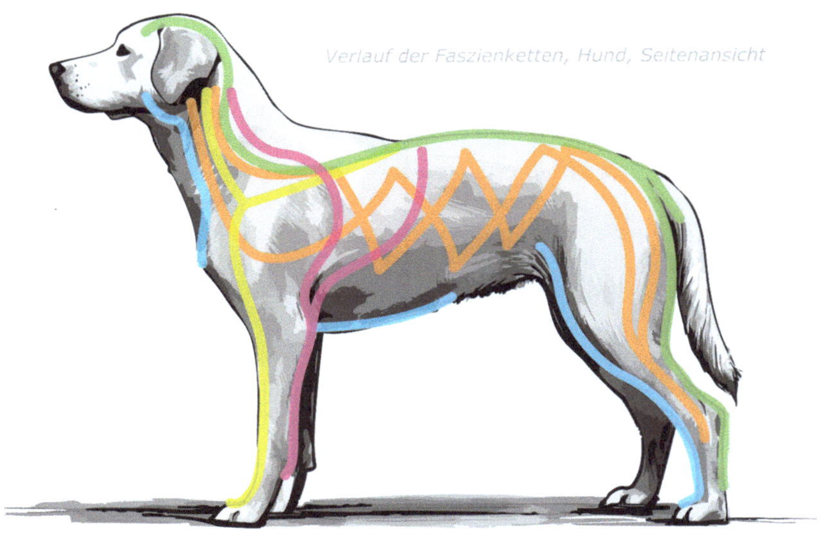

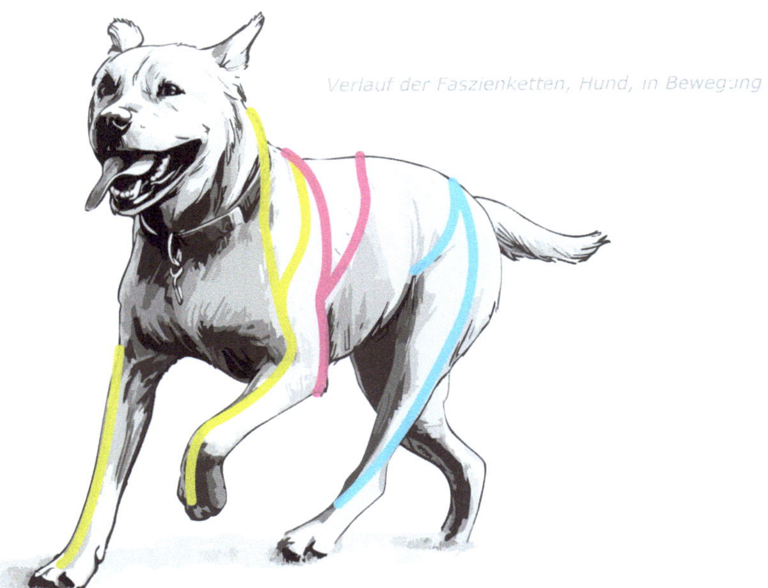

Diese Faszienketten ermöglichen es, dass der Hund sich koordiniert und flüssig bewegt. Sie sorgen dafür, dass Kraft und Energie effizient von einem Körperteil zum anderen übertragen werden.

3.6. Faszien im Lebenszyklus eines Hundes

Im Mutterleib des Hundes entwickelt sich aus einer einzigen Schicht, dem Mesoderm, das gesamte Bindegewebesystem. Diese Schicht besteht aus weichem, fibrösem Gewebe und bildet eine Grundlage für viele wichtige Strukturen im Körper. Das Mesoderm ist eines der drei Keimblätter, die sich während der frühen Embryonalentwicklung bilden – zusammen mit dem Ektoderm (äußere Schicht) und dem Endoderm (innere Schicht). Während der Gastrulation (Embryonalentwicklungsprozess), in der der „Bauplan" des Körpers festgelegt wird, entstehen aus dem Mesoderm unter anderem die Wirbelsäule, Knochen, Extremitäten, Bindegewebe, Fettgewebe, Muskeln, Bänder, Sehnen, Faszien, Herz, Blutgefäße, Nieren, Harnleiter, Geschlechtsorgane, Milz und das Lymphsystem.

Diese Strukturen sind aus dem gleichen Ausgangsgewebe und bleiben nicht nur in der weiteren Entwicklung, sondern das ganze Leben, immer miteinander verbunden. Sie sind eng an das zentrale Nervensystem angeschlossen, was eine ständige Kommunikation und Interaktion ermöglicht. Diese Verbindung sorgt dafür, dass der Körper Bewegungen koordinieren kann und die Propriozeption (das Wahrnehmen von Körperbewegungen und -positionen) ermöglicht wird. Fehler in diesem Entwicklungsprozess können zu Störungen führen, die sich auf das gesamte System auswirken.

Ungefähr nach der Hälfte der Trächtigkeit einer Hündin (ca. fünf Wochen) bilden sich beim Embryo kleine Läppchen aus Fettgewebe und die zellreiche Schicht der oberen Faszie. In der sechsten Woche kann man schon die obere Faszie gut erkennen. In der achten Woche ist eine durchgehende obere Faszie und eine Fettschicht gut entwickelt, außerdem bildet sich eine dünne Schicht der unteren bzw. tiefen Faszie. Die obere Faszie befindet sich am gesamten Körper des neugeborenen Welpen und je nach Bewegung und Lebensumständen entwickeln und formen sich die Bänder und Faszien - und damit auch der gesamte Bewegungsapparat des Hundes.

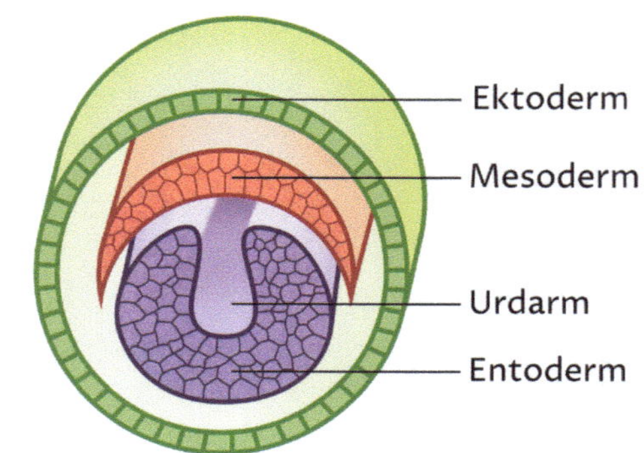

Es ist wahrlich faszinierend, die Entwicklung eines Hundes innerhalb seines ersten vollen Jahres zu beobachten. Bis die Entwicklung des ganzen Bewegungsapparates eines Hundes abgeschlossen ist, kann es je nach Grösse fast 18 Monate dauern. Während dieser Zeit können falsche Bewegungen oder unangemessene Belastungen das noch weiche Gewebe nachhaltig verschieben.

Deshalb predige ich schon seit Ewigkeiten, dass man einen Hund in den ersten 1,5 Jahren nicht übermäßig belasten sollte.

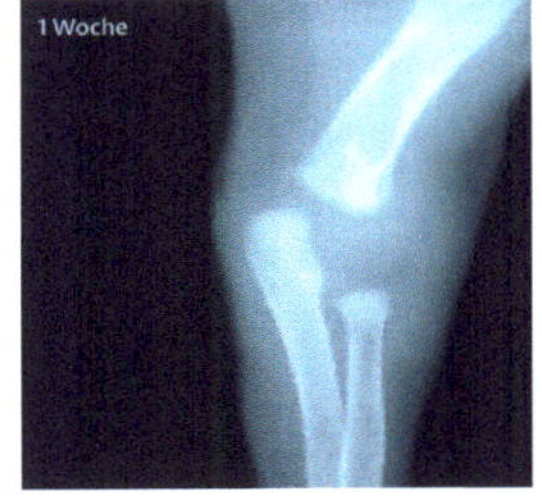

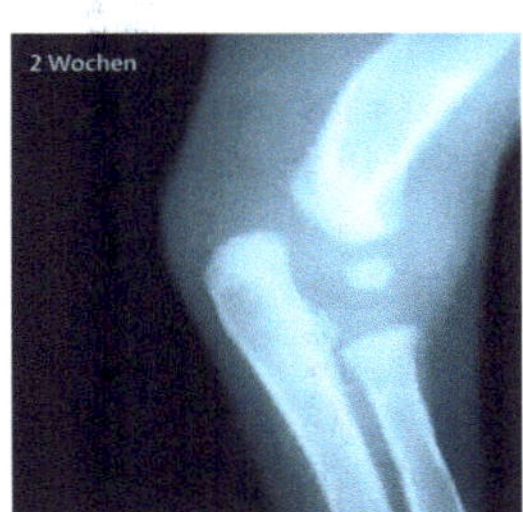

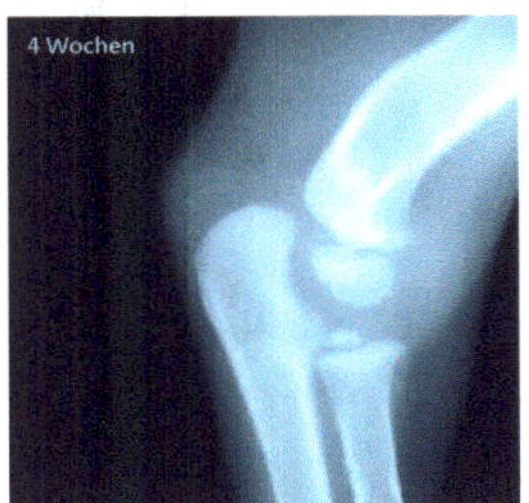

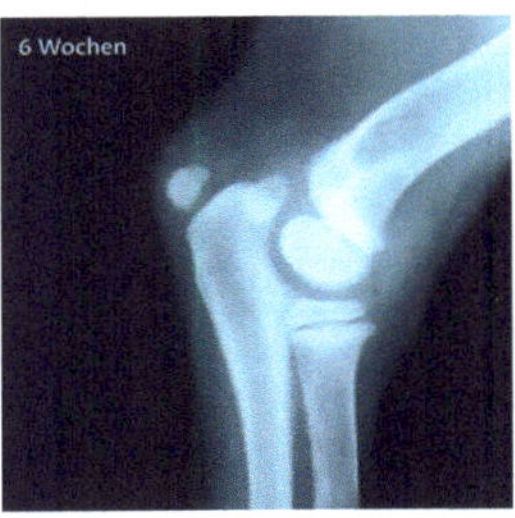

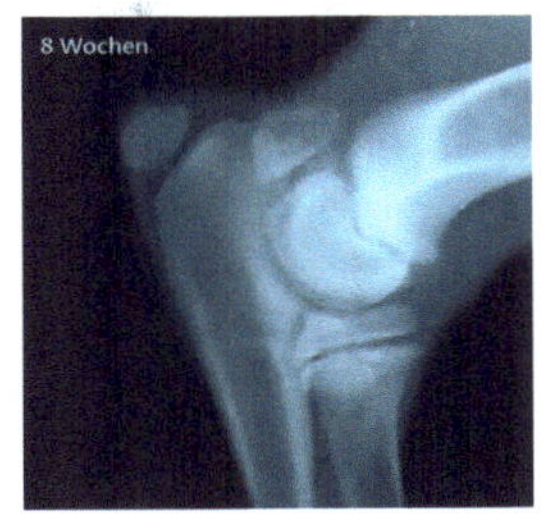

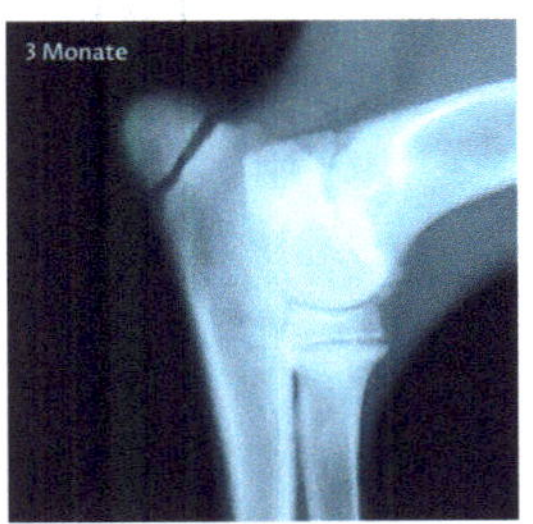

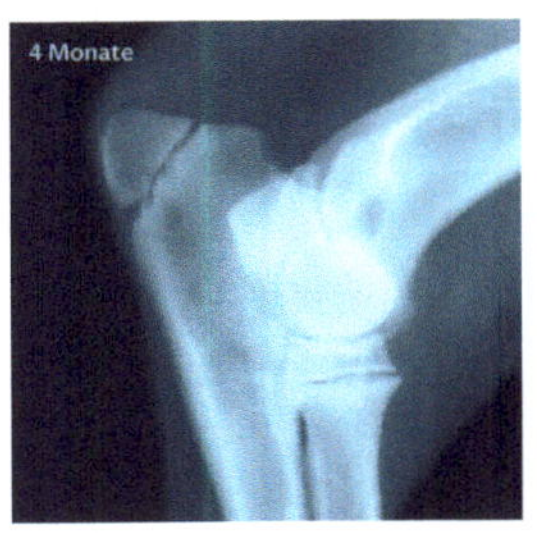

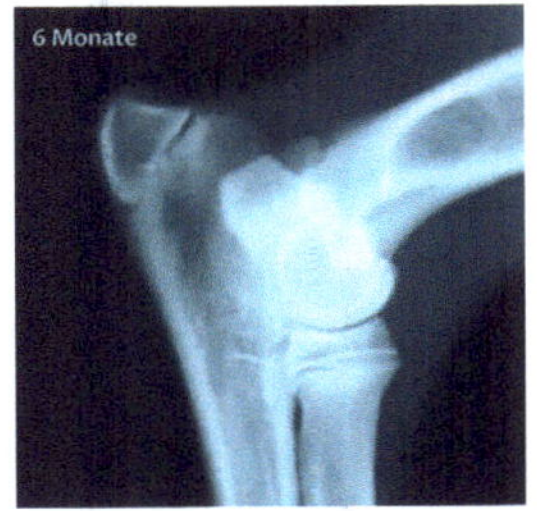

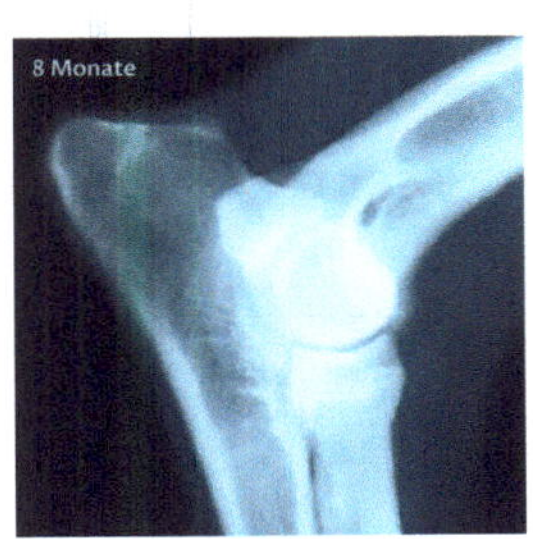

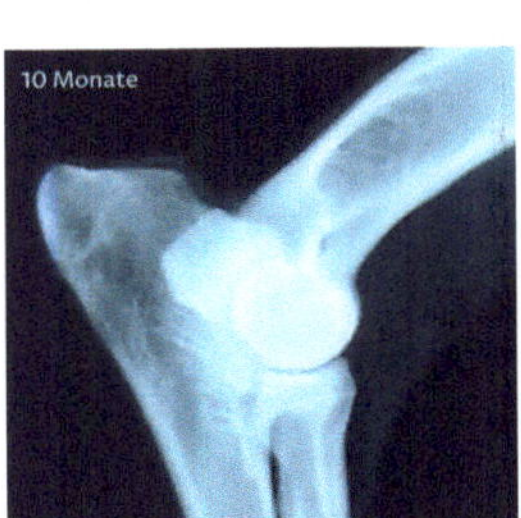

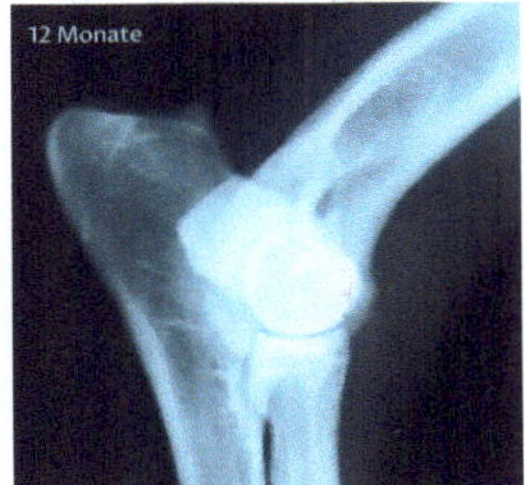

Viele Dinge beeinflussen die Entwicklung der Faszien eines Welpen, wie z.B. auch die Position im Mutterleib. Eine falsche Position in der Gebärmutter kann zu Entwicklungsstörungen beim Bewegungsapparat des Welpen führen (z.B. nicht genug Raum). Unangemessener Druck im Mutterleib führt möglicherweise sogar zu Deformationen der Faszien. Genauso können Stürze und andere Traumata der Hündin die Entwicklung im Mutterleib beeinflussen. Die Ernährung einer Hündin, ihr Gesundheitszustand und auch der ihres Bewegungsapparats spielen ebenfalls eine große Rolle. Wenn diese nicht im Gleichgewicht sind, kann es zu Problemen bei der Geburt kommen und somit auch zur Fehlstellung der Faszien im Körper des Welpen verursachen. Auch die (unsachgemäße) Manipulation mit dem Welpen bei der Geburt (durch Menschenhand) kann zu verschiedenen Problemen führen, da die Anspannung durch Ziehen, Drücken oder Ähnlichem immer zu Faszien-Verschiebungen und oft zu Fehlstellungen dieser führen kann.

Bei der Geburt sind die Knochen des Welpen noch knorpelig und weich, was ihm eine hohe Elastizität verleiht. Im Röntgenbild sieht der Welpe aus wie ein Haufen Knochen, die in einer gelartigen Masse eingebettet sind. Diese Elastizität ist für den Welpen während des Geburtsvorganges unerlässlich, da so die Passage durch den Geburtskanal ermöglicht wird. Mit der Zeit, durch die Einlagerung von Mineralien, verhärten sich die Knochen in einem Prozess, der als Ossifikation bezeichnet wird. Bei Bedarf ist es schon bei neugeborenen Welpen möglich mittels Faszien-dynamik MK die Biomechanik des Hundes so zu korrigieren, dass der Körper sich korrekt weiter entwickelt. Auf diese Weise können viele späteren Probleme im Bewegungsapparat verhindert werden. Sollte es jedoch während der Geburt zu Verschiebungen der Faszien kommen, können Schiefstellungen der Knochen die Folge sein, was wiederum Auswirkungen auf den gesamten Bewegungsapparat hat.

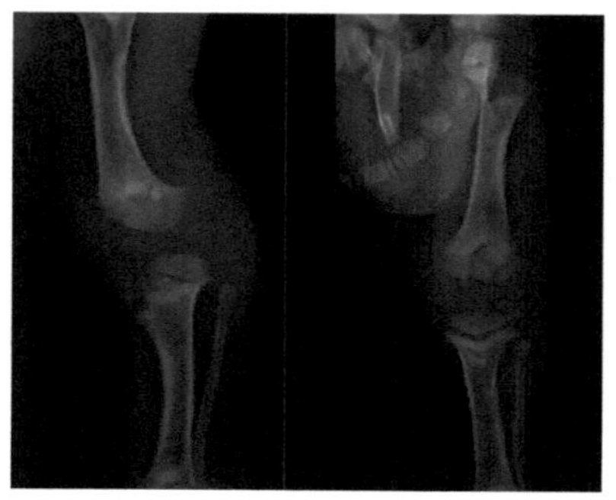

Kniegelenk eines Mischlings, 8 Wochen

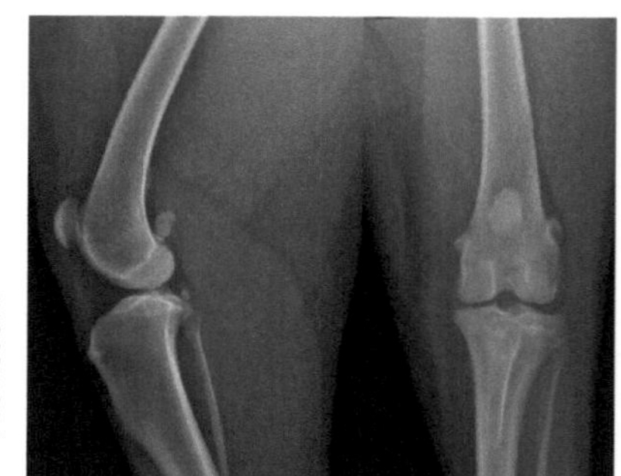

Kniegelenk eines Collies, 13 Monate

Kommt es während des Umbauprozesses von knorpeligem Material zum Knochen zu Fehlbelastungen, führt dies oft zu Schiefstellungen. Selbst bei kleinen Verschiebungen von nur 1 mm werden erhebliche Schmerzen verursacht und meistens folgen daraus weitere Entwicklungsstörungen. Dasselbe passiert, wenn ein Welpe sich z.B. durch einen Sturz verletzt. Häufig betroffen sind Ellbogen, Kniegelenk und der Kopf-Hals-Übergang mit Atlas und Axis. Mittels Faszientechniken können solche Schiefstellungen frühzeitig korrigiert sowie einer späteren Fehlentwicklung entgegengewirkt werden.

Die Knochen eines Welpen liegen noch weit auseinander und müssen erst in die Verbindungen „hineinwachsen". Sie werden nur durch Bänder, Faszien und Sehnen zusammengehalten und miteinander verbunden.

Das Knochenwachstum und die Entwicklung der Organe sind auch genetisch bedingt. Wie auch bei uns Menschen können Defizite im Erbgut die gesunde Entwicklung eines Welpen negativ beeinflussen.

Nach der Geburt muss der Welpe mit der Welt und deren Einflüsse zurechtkommen. Hunger, Durst, Klima/Temperatur und Angstzustände beeinflussen ihn und er muss lernen, sich durchzusetzen. Viele neue Situationen muss er meistern. So konkurriert er z.B. mit seinen Geschwistern um die Zitzen seiner Mutter. Beim Lösen dieser vielen Aufgaben arbeiten die Faszien mit und verändern sich. Dabei spielen neben Temperatur, Bewegung u.a. auch emotionale Erlebnisse eine große Rolle. Bei ängstlichen Hunden z.B. ziehen sich die Faszien zusammen und werden steifer. Auch emotional Erlebtes wird in der Faszie gespeichert, dazu später mehr.

Bei Junghunden sind die Fasern noch sehr elastisch, jedoch lässt mit der Zeit (Alterung und meistens Stress) die Elastizität der Hautbänder und der oberen Faszien nach. Bei Überlastung wird das Hyaluronan (Schmiermaterial) dickflüssiger und viskoser. Die Viskosität des lockeren Bindegewebes in den Faszien erschwert das Gleiten zwischen den Kollagenfaserschichten, was beim Hund als Steifheit (er fühlt sich hart an) empfunden wird und Schmerzen verursacht.

An dieser Stelle möchte ich von einem kleinen Experiment berichten, das wir in der Tschechischen Republik durchgeführt haben. Acht Schäferhundwelpen wurden geboren, und wir wollten wissen, welchen Einfluss die Fasziendynamik MK auf die Biomechanik des Hundes hat. Von allen acht Welpen wurden Röntgenaufnahmen gemacht. Ich behandelte vier der Welpen zweimal im Monat mit Fasziendynamik MK. Die anderen vier Welpen blieben unbehandelt. Nach einem Jahr wurden erneut Röntgenbilder angefertigt. Der Unterschied war deutlich: Die vier behandelten Welpen zeigten keinerlei Anzeichen für Hüftdysplasie (HD), im Gegensatz zu den vier unbehandelten Welpen.

Dieses Ergebnis zeigt deutlich, dass die Knochen während des Wachstums noch durch „Richtigstellung" der Faszie geformt werden können. Dies schließt natürlich auch die Gelenkpfanne des Hüftgelenks mit ein. Das gesamte Experiment wurde in Zusammenarbeit mit einem Tierarzt durchgeführt und es wurden selbstverständlich weder Gewalt angewendet noch Schmerzen zugefügt. Es ist eine Tatsache, dass Welpen noch „weich" und „formbar" sind. Sie sind kleine, zerbrechliche Wesen, die man mit Samthandschuhen behandeln muss.

Man kann vieles korrigieren und dem Hund helfen, aber man kann durch unsachgemäßes Handeln natürlich auch enormen Schaden anrichten. Wenn man z.B. mit einem so jungen Hund Sport treibt wie Joggen, neben dem Fahrrad laufen, Agility usw., besteht die Gefahr, den Hund wirklich „kaputt zu fahren". Das Knochengerüst des Welpen ist für diese Aktivitäten einfach noch nicht ausreichend entwickelt.

Hunde, die umfassend Hundesport betreiben, werden mit acht Jahren meist „aussortiert", da sie nicht mehr ordentlich gehen können. Vieles deutet darauf hin, dass die Tiere außerdem durch den dauerhaften Stress eher Tumore entwickeln. In der freien Natur gehen weder Wölfe noch Straßenhunde mit auf die Jagd, solange sie unter einem Jahr alt sind. Sie bewegen sich FREI um den Bau herum, lernen spielerisch Kampftechniken mit den Geschwistern und bleiben in Sicherheit, bis sie voll entwickelt sind. Die beste Vorbeugung gegen Arthrose und Fehlbildungen im Knochengerüst ist für Welpen die Möglichkeit sich frei und nach ihren Bedürfnissen ungezwungen bewegen zu können. Gut gemeinte Animationsprogramme sind in der Regel kontraproduktiv.

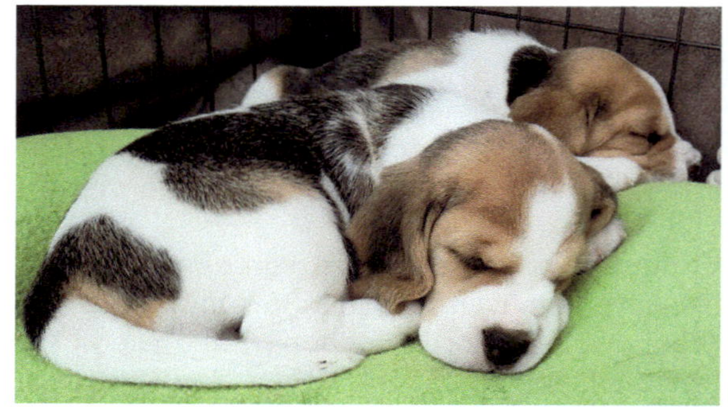

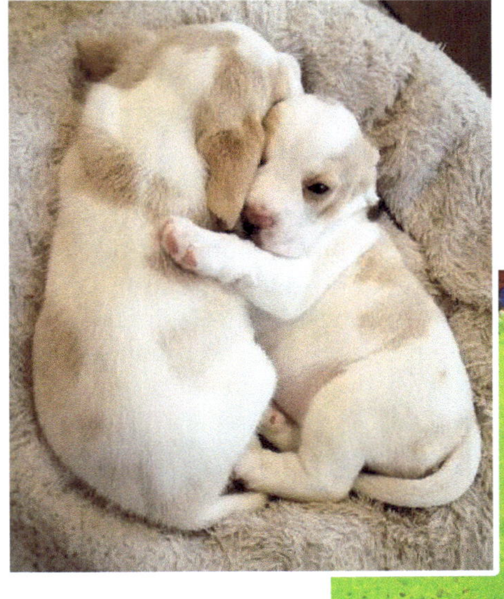

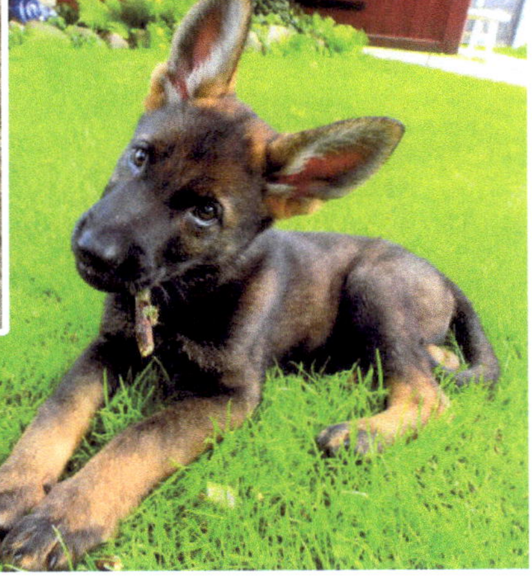

INFO

In jeder Zelle eines Hundes ist bereits festgelegt, wie groß er wird und wie schnell er wächst. Bei einer ausgewogenen Ernährung des Welpen ist keine Zugabe von Ergänzungsmitteln nötig. Achte darauf, die knorpeligen Knochen, die bis zum Ende des ersten Jahres noch nicht vollständig entwickelt sind, nicht übermäßig „EXTRA" zu belasten. Normale freie Bewegungen des Hundes sind in Ordnung. Jegliches Joggen, Laufen, langes Wandern und anderer extra Sport(!) schadet der Gesundheit deines Hundes. Auch aus Sicht der Persönlichkeitsentwicklung ist weniger Aktivität eher förderlich, als das ständige Auslasten des Hundes. Achte also auf deinen Liebling und verwöhne ihn mit Wellness, Ruhe und Liebe. Es heißt nicht umsonst: „Der faule Hund", oder „Haus und Hof Hund"

3.7. Faszien und Schmerzen

Die Faszienforschung kam zu der Erkenntnis, dass Faszien das wichtigste Organ der Körperwahrnehmung (Propriozeption) sind, sozusagen der 6. Sinn. Faszien erfassen sowohl Reize aus unserem Körperinneren als auch Reize aus der Umwelt um ein Vielfaches schneller als es das Nervensystem kann. Ihre äußerst zahlreichen Rezeptoren fungieren als Messfühler. Sie senden permanent Angaben zu Temperatur, Druck, Dehnung oder potentiellen Schäden im Gewebe an das Gehirn. Faszien spielen somit eine entscheidende Rolle für das Schmerzempfinden und die Schmerzübertragung. Sie sind so etwas wie ein ein Leitungssystem mit Schmerzschaltern zum Gehirn.

Die Ursache für Muskelverspannungen und Schmerzen liegt häufig in den Faszien. Diese Tatsache findet aus meiner Sicht nach wie vor zu wenig Beachtung. Faszien können verfilzen oder sogar "blind" und somit steif werden (sensomotorische Amnesie). Diese Verklebungen und Verhärtungen können im gesamten Körper des Hundes Ungleichgewichte hervorrufen. Das Tier ist in seiner Bewegung eingeschränkt und leidet Schmerzen.

Dies beobachte ich am häufigsten bei ängstlichen Hunden. Teilweise fühlen sich deren Faszien wie "Beton" an, besonders die Faszien im Rückenbereich. Angst führt zum Zusammenziehen des Hundekörpers, dies entspricht Anspannung. Dauernde Anspannung führt zu verhärteten Faszien, jede neue unangenehme Situation oder Stress verstärkt diese Steifheit zusätzlich.
Das gleiche gilt für Hunde, die "meutetechnisch" nicht richtig behandelt werden. D.h., sie können ihre natürlich - angeborenen - Kompetenzen, welche sie im Rudel hätten, nicht ausleben. Oder sie müssen Aufgaben übernehmen, die ihnen nicht entsprechen und sind dadurch überfordert.
Verfilzte und steife Faszien können auch infolge eines Unfalls auftreten, wenn Hunde beispielsweise auf Grund von Verletzungen über längere Zeit eine Schonhaltung einnehmen. Ebenso betroffen sind Hunde, die längere Zeit in Käfigen oder Zwingern gehalten werden.

Wie bereits in Kapitel 3.6 beschrieben, können derartige Probleme auch bereits während der Geburt eines Hundes durch Fehler bei der Geburtshilfe entstehen. Oder sie sind Folge einer Operation, wenn z.B. der noch in Narkose liegende Hund bewegt wird. Ich behandle sehr oft Hunde, bei denen der Atlas-Axis Bereich (Kopf + erster und zweiter Halswirbel) Probleme bereitet. Bei Operationen ließen sich solche schmerzhaften Folgeschäden ganz einfach verhindern. Man müsste lediglich die Tiere so lange zusammen mit einer festen Unterlage tragen und absetzen, bis sie wieder bei Bewusstsein sind. So kann der Kopf nicht plötzlich seitlich nach unten fallen. Die Wirbel werden nicht verschoben wodurch man den Hunden mögliche Leiden im späteren Leben erspart.

Auch bei vielen Formen chronischer Schmerzen spielen Faszien eine wichtige Rolle. Ein Beispiel für eine häufig auftretende chronische Schmerzerkrankung ist das Fibromyalgiesyndrom, welches oftmals vor allem Schmerzen in der Nähe von Gelenken und Muskeln verursacht. Auch hier können eine gestörte Faszienstruktur und -funktion ursächlich sein. Eine Behandlung ist schwierig, da diese gestörten Areale oft schwer zu lokalisieren sind. Dennoch hat sich die Faszienbehandlung als vielversprechender Ansatz erwiesen, um die Schmerzen zu lindern und die Beweglichkeit wiederherzustellen.

Bei der Faszienbehandlung kommt den sog. Triggerpunkten eine besondere Aufmerksamkeit zu. Triggerpunkte sind lokal begrenzte, druckempfindliche Muskelverhärtungen, die häufig mit Faszien verbunden sind. Diese Punkte entstehen durch Überlastung, Verletzungen oder stereotype Bewegungen und führen oft zu lokalen und ausstrahlenden Schmerzen. Diese Bereiche, entzündete Muskelfasern, verkürzen sich, was zu Schmerzen und Bewegungseinschränkungen führt. Häufig sind Triggerpunkte in der Tiefe des Muskels oder des Bindegewebes zu finden. Die Behandlung von Triggerpunkten umfasst meist die gezielte Manipulation der umliegenden Faszien, um die Spannung zu lösen und Schmerzen zu lindern.

Sowohl die Triggerpunkte als auch gereizte oder verletzte Faszien können Schmerzen verursachen, die an anderen entfernten Körperstellen wahrgenommen werden. Dieses Phänomen wird als „übertragender Schmerz" bezeichnet und ist ein faszinierendes Beispiel für die komplexe Verbindung zwischen Faszien und Schmerzempfinden.

Nicht zuletzt finden in der Faszienbehandlung auch emotionale Einflüsse auf die Faszien viel Beachtung. Kapitel 3.8 beschreibt den engen Zusammenhang zwischen Faszien und Psyche etwas ausführlicher. Stress, Angst und negative Emotionen können dazu führen, dass die Faszien verkleben oder verhärten, was wiederum zu Schmerzen führen kann. Dieser psychosomatische Tatbestand verdeutlicht, dass bei dem

Thema: „Faszien und Schmerzen" ein vielschichtiger und ganzheitlicher Ansatz unabdingbar ist.

Wenn Hunde immer wieder unter Schmerzen leiden, wirkt sich das natürlich auch auf ihr Verhalten aus. Es ist wie bei uns Menschen: Wenn wir z.B. Kopfschmerzen haben, möchten wir mit niemandem reden, sind schneller gereizt und von allem genervt.

Im Gegensatz zu uns klagen Hunde jedoch nicht. Sie lassen sich ihre Schmerzen möglichst nicht anmerken und leiden still. Wie viele Hunde ertragen Kopf-, Schulter- und Halsschmerzen oder sogar einen Tinnitus, ohne dass wir es bemerken? Wie oft tun wir ihnen dann Unrecht? Wenn ein Hund hektisch oder gereizt reagiert und unerwünschtes Verhalten zeigt, werden sehr selten die wahren Ursachen gesucht und abgeklärt.

Je besser wir unsere Hunde kennen und wahrnehmen, desto früher können wir erkennen, wenn sie gesundheitliche Probleme haben. Einige Signale wie ein humpelnder oder steifer Gang, das Schleifen der Pfoten über den Boden oder Taktfehler beim Gehen sind leicht zu erkennen und zu deuten – ebenso wie fehlender Appetit, anhaltendes Winseln oder Hecheln. Andere Anzeichen werden dagegen möglicherweise eher übersehen. Vielleicht lässt sich der Hund nicht mehr so gern streicheln, ist etwas ängstlicher, unruhiger oder er zieht sich schneller zurück. Vierbeiner, die unter Blockaden oder tiefer sitzenden Schmerzen leiden, hören z.B. damit auf, sich nach dem Aufstehen zu schütteln oder zu strecken. Auch Veränderungen des Fells oder unregelmäßig abgelaufene Krallen können Hinweise auf Probleme sein. Leckt oder knabbert ein Hund wiederholt an einer bestimmten Körperstelle, dann weist auch das auf Schmerzen in diesem Bereich hin. All dies zeigt, wie wesentlich es ist, dass wir unsere Hunde im Alltag achtsam beobachten und fühlen.

3.8. Faszien und Psyche

Unsere Gefühle haben Auswirkungen auf unser körperliches Befinden. Viele Redewendungen bringen dies anschaulich zum Ausdruck:

"Ihr/ Ihm ist eine Laus über die Leber gelaufen.";
"Mir geht etwas an die Nieren.";
"Es sitzt mir im Nacken.";
"Etwas geht einem durch Mark und Bein.";
"Es läuft mir ein Schauer über den Rücken.".

Emotionen entstehen im limbischen System, einem stammesgeschichtlich alten Teil des Gehirns, auch „emotionales Gehirn" genannt. Faszien sind stark mit unseren Emotionen verbunden. Über 80% der Nervenendigungen sind in der Faszie und reagieren auf alle Sinneseindrücke, die das Gehirn empfängt. Muskeltonus, Bewegungsmuster und Körperhaltung verändern sich entsprechend.

Bei emotionalem Stress ziehen sich die Faszien zusammen, verdichten sich und verursachen Verspannungen. Die vermehrte Ausschüttung von Stresshormonen beeinträchtigt die Elastizität der Faszien. Diese physischen Reaktionen sind im Bereich des Magens, des Nackens, des Rückens und in der Herzgegend besonders spürbar. Dies ist bei Hunden nicht anders.

Ähnlich wie Muskeln haben auch die Faszien der tiefen Schicht die Fähigkeit, sich beim Stress und Emotionen aktiv zusammenzuziehen. Diese besondere Eigenschaft verdanken sie speziellen Zellen, den Myofibroblasten. Myofibroblasten stellen einen Zelltyp dar, der histologisch zwischen Fibroblasten und glatten Muskelzellen liegt und sowohl die Eigenschaften beider Zelltypen vereint. Wie Fibroblasten sind sie für die Produktion von Kollagen und der Extrazellulärmatrix verantwortlich, während sie gleichzeitig, ähnlich wie glatte Muskelzellen, kontraktile Fähigkeiten besitzen. Diese einzigartige Kombination ermöglicht es Myofibroblasten, bei der Wundheilung und der Bildung von Narbengewebe eine zentrale Rolle zu spielen.

Emotionaler Missbrauch und Stress-Erfahrungen sorgen nachhaltig für Schmerzen. Umso mehr psychischer Traumata im Leben eines Hundes, umso mehr Schmerzen. Beim Stress und Traumata entstehen neue rezeptive Felder in verschiedenen Regionen im Körper im tiefen Gewebe. Neuronen auf dem Rückenmark werden aktiver, die Schmerz-Wahrnehmung verändert sich und so entstehen sogar chronische Schmerzen. Schmerz ist ein Bedrohungssignal für den Körper und blendet alles andere aus.

Trauma und körperliche Speicherung

Die moderne Traumaforschung zeigt, dass seelische Verletzungen im Bindegewebe gespeichert werden. Das körperliche Gedächtnis hält jede Erfahrung fest. Unverarbeitete Gefühle führen zu Veränderungen der faszialen Schicht. Es entsteht so etwas wie eine "Landkarte" des Körpers (Emotionale Felder). In den betroffenen Bereichen kann man bei der Behandlung die verhärteten und empfindlichen Faszien deutlich wahrnehmen.

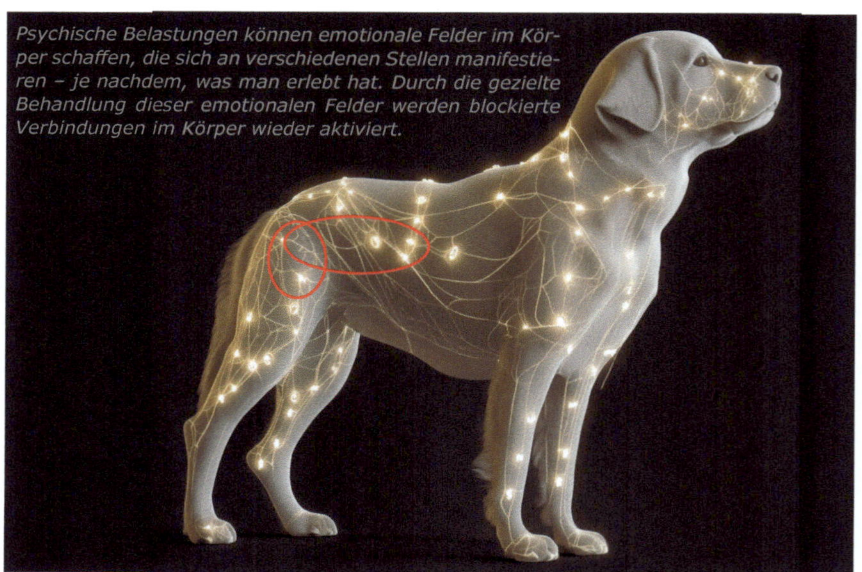

Verklebte Faszien beeinträchtigen nicht nur die Beweglichkeit, sondern auch die emotionale Ausdruckskraft. Der österreichische Psychoanalytiker Wilhelm Reich bezeichnete diese Veränderungen des Körpers als „Muskelpanzer".

Das körperliche Erscheinungsbild eines Hundes und dessen Haltung erzählen somit seine Geschichte und seine bisherigen emotionalen Erfahrungen. Je nachdem, wie sich ein Hund bewegt oder wie er agiert, kann man z.B. erkennen, aus welcher Region er adoptiert wurde. Hunde aus Sri Lanka oder Griechenland sind oft weicher in ihren Bewegungen, eher von fröhlicher Natur und selten aggressiv. Hingegen sind Hunde, die z.B. in Rumänien oder Serbien ein härteres Leben fristen mussten, eher verkrampft, angespannt und skeptisch.

„Erschrecken lässt das Gewebe erstarren,

Liebe macht es weich und flüssig"

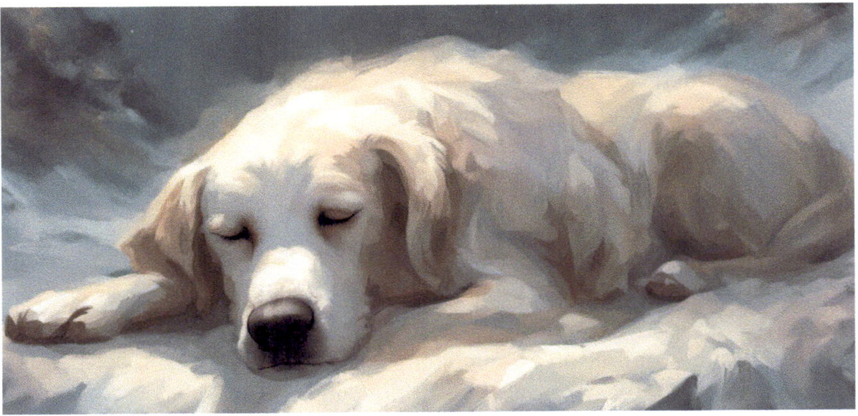

Fazit: Die enge Verbindung zwischen Faszien und Psyche zeigt, wie wichtig der ganzheitliche Ansatz der Faszienbehandlung für das körperliche und seelische Wohlbefinden ist. Emotionale und körperliche Gesundheit beeinflussen sich gegenseitig, und ein achtsamer Umgang mit beiden Aspekten kann zu einer verbesserten Lebensqualität der Tiere führen.

4. Erkrankungen und deren Ursachen

4.1. Kiefer

Ein gesunder Kiefer ist für einen Hund überlebenswichtig und Voraussetzung für gesunde Zähne. Schmerzen im Kieferbereich werden bei Hunden oft übersehen bzw. gar nicht erst in Betracht gezogen.

Bereits während der Geburt können sich der Kiefer und das darunter liegende Zungenbein des Welpen verschieben. Meist geschieht dies, wenn der Mensch bei der Geburt unsachgemäß mithilft, durch z.B. Ziehen etc... Die Welpen können dann keine Muttermilch saugen und würden in der Natur verhungern. In menschlicher Obhut müssen sie von Menschen zwangsernährt werden. Oft reicht es in einem solchen Fall aus, die um den Kiefer liegende Faszie wieder in die richtige Position zu bringen. Dann richtet sich der Zungenbeinknochen dank des so genannten „Memory-Effekts" des Körpers wieder aus und der Welpe kann uneingeschränkt trinken.

Die Entwicklung und die Beschaffenheit der Faszien und Bänder des Kiefers hängen von deren Beanspruchung ab. Das ist einer der Gründe, warum Hunde instinktiv gerne Holz kauen und daran knabbern. Einen großen Einfluss hat hier die Ernährungsweise des Hundes: Hat seine Mutter ihn gestillt (Saugbewegungen)? Kaut er viel oder wenig? Wird er mit Nass- oder Trockenfutter versorgt? Hat er diverse Kauoptionen oder ernährt er sich nur von Brei? Es ist essenziell, dem Hund eine Vielfalt an Möglichkeiten zu bieten, um die gesunde Entwicklung dieser Strukturen zu fördern. Ohne feste Nahrung und die regelmäßige Nutzung

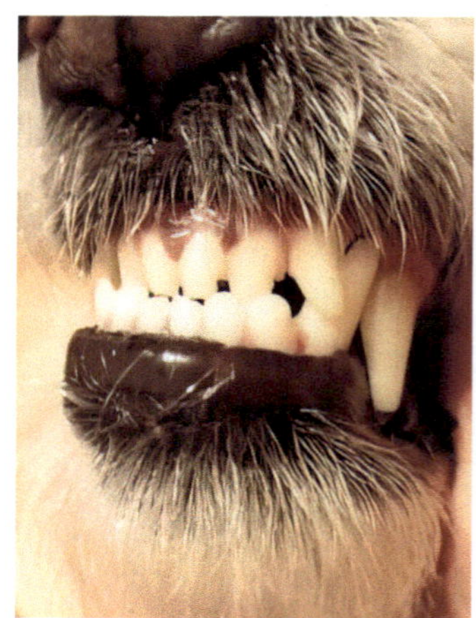

*Gesunder Kiefer – gesunde Zähne
(Unsere Sheena 15 Jahre alt)*

des Kiefergelenks wird dieses schwach, brüchig und schmerzhaft und kann aus der Führung geraten. Nicht ohne Grund trainieren schon Welpen bei spielerischen Auseinandersetzungen (Vorbereitung auf Kampf & Jagd und Rudelposition) mit ihren Geschwistern und Eltern ihr Kiefergelenk.

Spannend dabei ist, dass es eine Faszienverbindung vom Zungenbein des Hundes bis zu seinen Zehen gibt. Wer würde das Humpeln mit den Hinterbeinen mit Kiefer- oder Zungenbeinproblemen in Verbindung bringen? Leider findet die Faszienlehre in der Tiermedizin noch nicht die Beachtung, die sie verdient.

4.2. Hals und Kopfbereich

Ungezählte Hunde leiden – manchmal über Jahre - unter Kopfschmerzen, ohne dass wir Menschen dies wahrnehmen. Veränderte Faszien im Hals- und Kopfbereich können Kopf-, Schulter- und Kauschmerzen, Schluck-, Tinnitus- und Sehstörungen sowie Schwindel verursachen. Auch dafür können die Ursachen, wie bereits beschrieben, in anderen Körperregionen liegen. Ein gebrochener Zeh kann z.B. Schmerzen in Kopf oder Schulter auslösen.

So kam ein Hund in meine Behandlung, der stark humpelte. Sowohl das Röntgenbild als auch das Abtasten des Beines in der Tierarztpraxis hatten keinen Befund ergeben. Das Tier bekam Schmerzmittel, ohne dass die Ursache für seine Beschwerden gefunden wurde. Da ich die Hunde stets ganzheitlich behandle, fiel mir auf, dass er Schulterbeschwerden hatte. In Folge eines Sturzes waren die Faszien der Schulter verklebt. Nachdem ich diese Schulterfaszien behandelt hatte, konnte der Hund wieder normal laufen.

Wie bereits in Kapitel 5.5 beschrieben, können sich nach einer Operation Probleme zeigen, die durch unsachgemäße Behandlung des Hundes verursacht wurden. In den meisten Fällen betreffen diese den ersten und zweiten Halswirbel (Atlas-Axis).

Unterhalb des Schädels befinden sich zwei Wölbungen, die etwa wie Bohnen aussehen. Diese ovalen bis nierenförmigen Gelenkfortsätze liegen jeweils in einer Mulde des ersten Halswirbels und sind umgeben von Faszien. Mittels dieser konvexen Gelenkfortsätze kann der Hund seinen Kopf nach vorn und nach hinten bewegen („Ja"Bewegung), kann ihn beugen und strecken.

Bei Operationen passiert es immer wieder, dass eine dieser "Bohnen" aus ihrer ursprünglichen Position springt. Sie sitzt dann nicht mehr richtig in der Mulde und drückt manchmal auf Nerven oder verschiebt kleine Sehnen und Verbindungen, was bis zur Einklemmung eines Nervens führen kann. Diese eingeklemmten Nerven verursachen dem Hund erhebliche Schmerzen. Es kommt zu Bewegungseinschränkungen und daraus resultierend zu Kopfschmerzen oder Tinnitus und Ähnlichem.

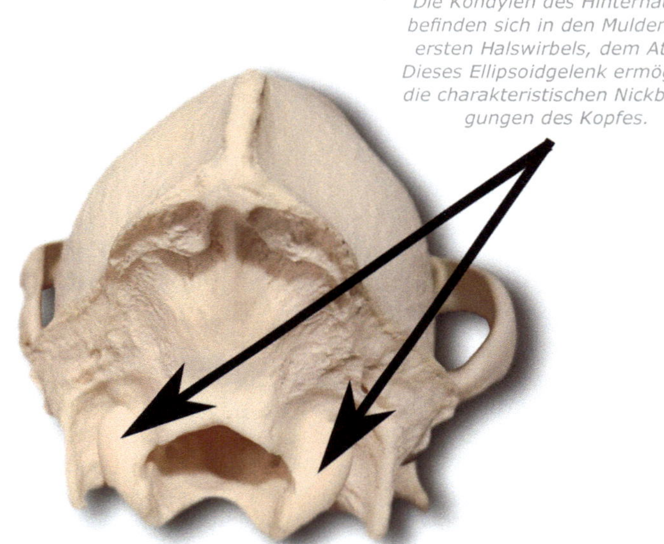

Die Kondylen des Hinterhaupts befinden sich in den Mulden des ersten Halswirbels, dem Atlas. Dieses Ellipsoidgelenk ermöglicht die charakteristischen Nickbewegungen des Kopfes.

Da die Faszien sehr elastisch sind, kann man betroffene Hunde relativ gut behandeln. Am einfachsten ist dies, wenn dies kurz nach der Operation erfolgt. Doch konnte ich auch schon vielen Hunden helfen, die seit längerem unter Schmerzen und Einschränkungen litten, weil dieses Problem unentdeckt blieb. Mit der richtigen Technik dehnt und "befreit" man die umliegenden Faszien, Bänder und Nerven und bringt so die "Bohne" wieder an den für sie vorgesehenen Platz. Nach dieser professionellen Behandlung ändert sich das Verhalten des Hundes plötzlich wieder zum Positiven. Man merkt ihm regelrecht an, wie er wieder Lebensfreude und -energie gewinnt.

Mira, eine 12-jährige kleine Hündin, kam in meine Praxis. Ihre Augen tränten ständig und sie nahm eine Schonhaltung ein, was ihr Halter auf ihr Alter zurückführte. Während der Behandlung ihres Nackens zeigten sich schmerzhafte Verklebungen im Hinterhauptbereich. Nachdem ich diese gelockert hatte, konnte sich das zuvor eingeklemmte Bindegewebe wieder richtig positionieren. Miras Schonhaltung und auch das Augentränen gehörten der Vergangenheit an und sie war endlich schmerzfrei.

4.3. Blutgefäße

Blutgefäße sind in den Faszien eingebettet. Sie sind für die Versorgung des Organismus mit Sauerstoff, Nährstoffen, Mineralien und Energie unerlässlich. Dank der „Herzpumpe" zirkuliert das Blut im gesamten Körper. Nur wenn die Faszien locker, geschmeidig und elastisch sind, können Blut-, Lymphe und Nervenwasser (Liquor) ungestört fließen.

Betrachten wir zum Beispiel die Schultern des Hundes: Diese werden durch eine einzige Blutzufuhr, die Arterie Axillaris, versorgt. Für den Blutabfluss sind dagegen drei Venen zuständig. Hier ist es wichtig, dass kein Brustgeschirr diese Zufuhr blockiert. (siehe Abschnitt „Brustge-schirr")
In meiner Praxis fallen mir die typischen "Frisbee-Hunde" besonders häufig negativ auf. Beim Fangen des Frisbee springen die Hunde in die Luft und landen dann auf den Hinterbeinen. Hundebeine sind jedoch nicht darauf ausgelegt, dem starken Druck bei der "Landung" dauerhaft standzuhalten. Eine häufige Folge ist, dass sich die Hauptschlagader (Aorta), die unter der Wirbelsäule verläuft, nach unten verlagert. Dadurch können wichtige Informationen und Reize nicht mehr korrekt an das Gehirn weitergeleitet werden und die Versorgung im Körper wird gestört.
Erhöht sich durch Stress, Sport und gut gemeinte Auslastung des Hundes die Aktivität der Nervenenden, dann erhöhen sich auch Blut- und Hirndruck und bringen das Gleichgewichtsorgan durcheinander. Beim Hund zeigt sich dies durch Koordinationsprobleme, Instabilität, Schwindel und gestörte Reaktionen.

Die Fasziendynamik MK wirkt nachweislich entspannend und verbessert die Durchblutung und die sensorischen Systeme.

Der Blutkreislauf

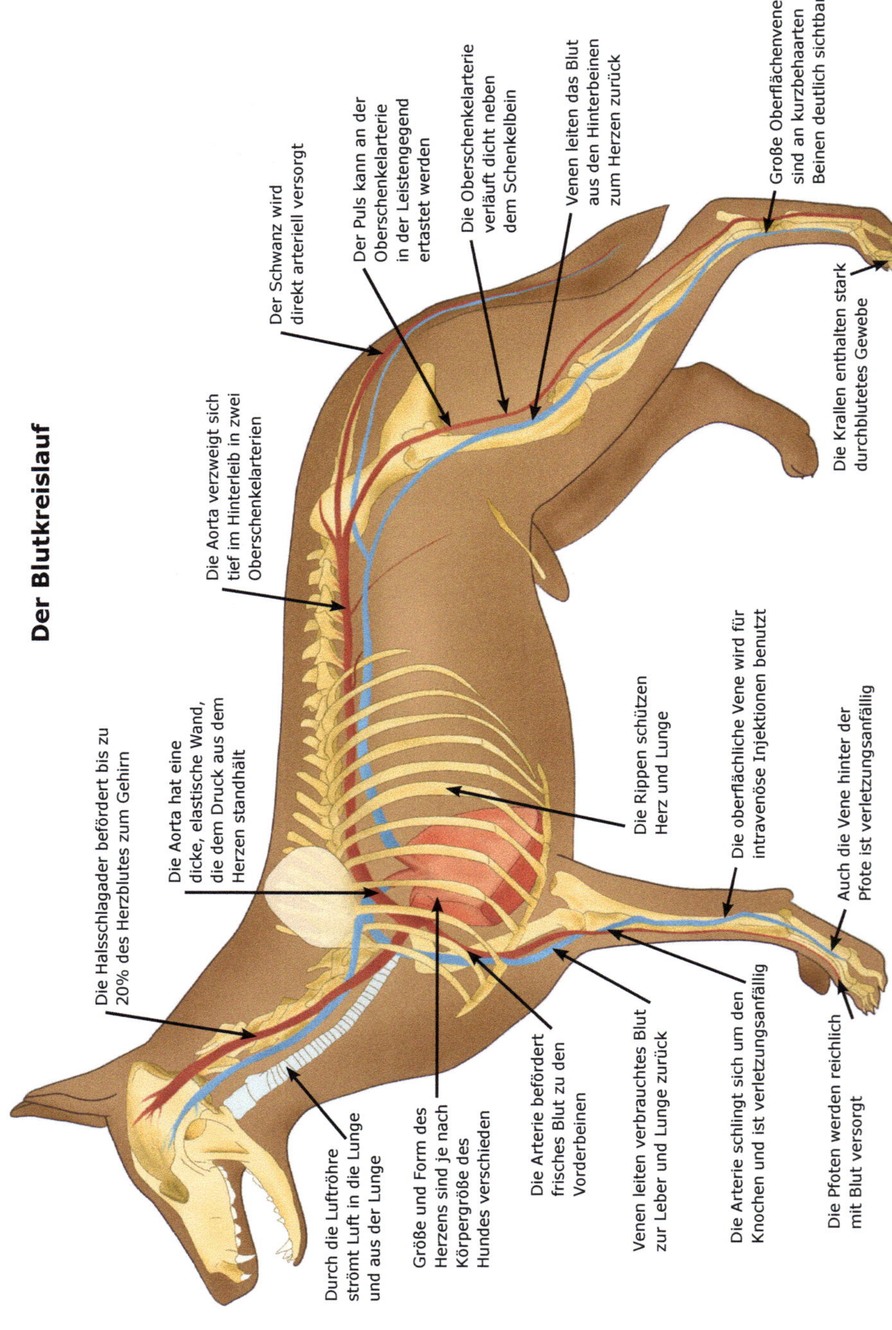

4.4. Thorax

Die Innenseite des Thorax (Brustkorb) ist mit einer Faszienschicht ausgelegt (Zwerchfell-Brustfell-Faszie). Diese ist an der Bildung der Brustwand beteiligt, umschließt das Zwerchfell (Diaphragma) und ist auch mit der Lungenfaszie verbunden. In Richtung Kopf geht sie in die tiefe Halsfaszie über. Diese Zwerchfell-Brust-Faszie ist außerdem mit der Herzfaszie verbunden, die das Herz umgibt. Herz und Lunge arbeiten ein Leben lang unbewusst (vegetativ). Dazu benötigen sie ausreichend Platz, um sich ausdehnen und wieder zusammenziehen zu können. Dies ist nur möglich, wenn die Faszien geschmeidig sind und gut aneinander gleiten können.

Verletzungen im Bereich der Brustwirbel können weitreichende Auswirkungen haben, z.B. auf die Gesundheit der Augen. Der Augennerv tritt beim Hund im Bereich der Brustwirbel T1-T3 aus dem Rückenmark aus und verläuft dann hinter dem Brustbein bis zum Auge. Er verbindet das Auge mit dem Gehirn. Gibt es Verletzungen im Bereich dieser Wirbel (T1 – T3), kann sich dies als Horner-Syndrom im Auge des Hundes manifestieren:

- Verengung der Pupille (Miosis) auf der betroffenen Seite
- Herabhängendes Augenlid (Ptosis)
- Zurückgezogener Augapfel (Enophthalmus)
- Erhöhte Tränensekretion (Epiphora)
- Wärme und Trockenheit der Nase auf der betroffenen Seite
- Eventuell ein leicht erhöhtes drittes Augenlid (Nictitansmembran)

Weiterhin ist eine Schädigung des Nervs „Laryngeus Recurrens" nicht zu unterschätzen. Dieser verläuft über das Brustbein bis zum Kehlkopf und wird oft durch Brustgeschirre beeinträchtigt. Im schlimmsten Fall kann es zu einer Lähmung der Kehlkopfmuskulatur kommen. (Siehe Kapitel 5.9)

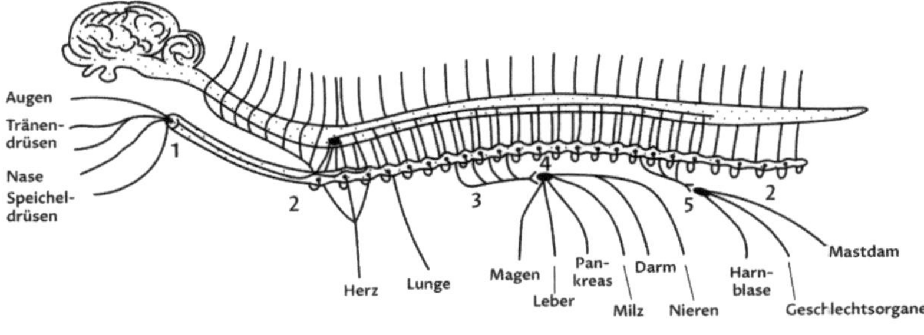

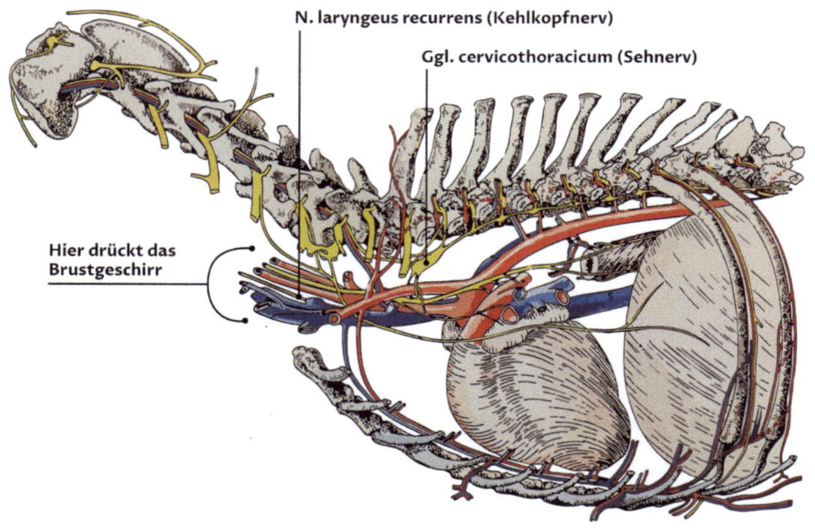

4.5. Bandscheiben

Die Bandscheiben sind entscheidend für die Beweglichkeit und Stabilität der Wirbelsäule. Sie sitzen zwischen den Wirbelkörpern und bestehen aus einem äußeren, faserigen Ring sowie einem gelartigen Kern, der als Stoßdämpfer dient. Doch diese natürliche Dämpfung hat ihre Grenzen, insbesondere bei abrupten Bewegungen wie „Stopp & Go", also plötzlichem Anhalten, Drehen und schnellen Richtungswechseln (Agility), aber auch manche Brustgeschirre fügen am Rücken Schaden zu (dazu später mehr). Solche Belastungen erzeugen enormen Druck auf die Bandscheiben und können auf Dauer zu Schädigungen führen. Besonders riskant sind wiederholte Sprünge, etwa beim Frisbee-Spiel, da der Körper des Hundes für solche Bewegungen nicht gebaut ist. Durch das ständige Abspringen, Drehen in der Luft und die harte Landung wird die Wirbelsäule extrem beansprucht, was das Risiko für Bandscheibenvorfälle erheblich erhöht.

Mit der Zeit können sich die Bandscheiben abnutzen und an Elastizität verlieren. Bei einer Vorschädigung kann der innere Kern durch den äußeren Ring nach außen gedrückt werden, was zu einer schmerzhaften Bandscheibenvorwölbung oder sogar einem Bandscheibenvorfall führt. Ein Hund mit Bandscheibenproblemen zeigt oft subtile Anzeichen, die leicht übersehen werden können. Viele Hunde wirken steifer und bewegen sich nach längerem Liegen schwerfälliger. Sie vermeiden es, Treppen zu steigen, ins Auto zu springen oder schnelle Bewegungen auszuführen. Schmerzäußerungen treten häufig beim Heben oder Berühren des Rückens auf. Manche Hunde nehmen eine gekrümmte Haltung ein, senken den Kopf oder wirken insgesamt unsicher auf den Beinen. In schweren Fällen kann es sogar zu Lähmungen oder einem Verlust der Blasen- und Darmkontrolle kommen.

Um Bandscheibenproblemen vorzubeugen, ist es wichtig, den Hund nicht unnötigen Belastungen auszusetzen. Ständige abrupte Stopps, enge Wendungen, Ball-/Stock- schmeißen oder übermäßiges Springen sollten vermieden werden. Zudem sollte der Hund eine Ruhefläche haben, um den Rücken optimal zu entlasten und sich ausstrecken kann. Ein gesunder Rücken ist essenziell für das Wohlbefinden des Hundes. Wer die körperlichen Grenzen seines Vierbeiners respektiert und auf eine gelenkschonende Bewegung achtet, kann viel dazu beitragen, Schmerzen und langfristige Schäden zu vermeiden. Eine ausgewogene Ernährung, Freilauf, sowie leben in Sicherheit und Frieden sorgt dafür, dass der Hund lange gesund bleibt.

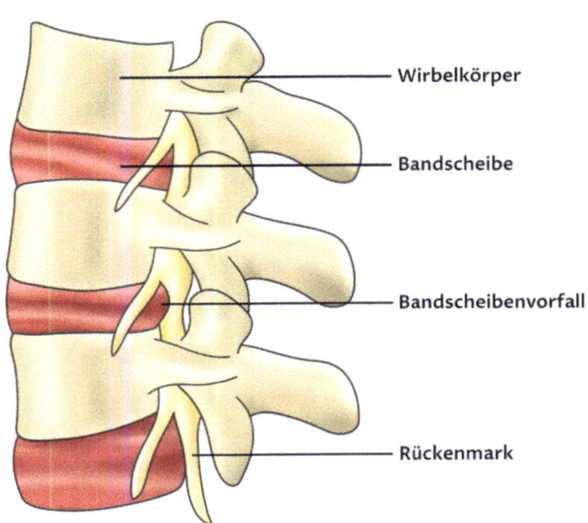

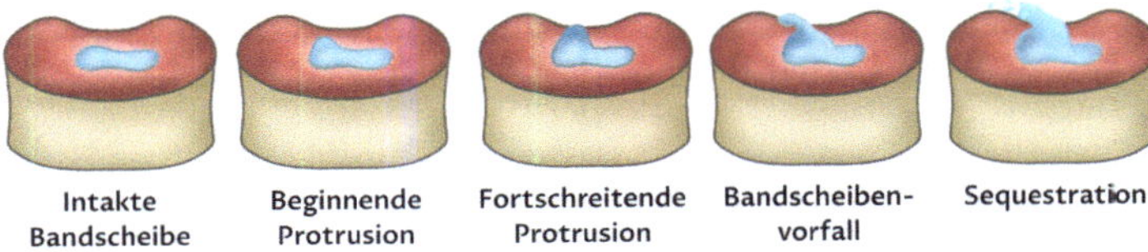

4.6. Herz

Bekannte Sprichwörter und Redewendungen machen deutlich, dass hier ebenfalls Emotionen eine große Rolle spielen:

"Etwas auf dem Herzen haben."
"Sich etwas zu Herzen nehmen."
"Es wird mir warm ums Herz."
"Das Herz schlägt ihr bis zum Halse."
"Es bricht mir das Herz."
"Jemanden ins Herz schließen."
"Das Herz ist ihm in die Hose gerutscht."
"Etwas liegt mir am Herzen."
"Man wird auf Herz und Nieren geprüft."
"Man hat ein gebrochenes Herz."

Auch das „broken-heart-syndrome" wurde bereits untersucht.
„Hand aufs Herz", fast jedem von uns wird im Leben einmal das „Herz gebrochen". Doch in der Medizin gibt es tatsächlich ein Krankheitsbild, das „Gebrochenes-Herz-Syndrom" oder „broken-heart-syndrome" heißt – wissenschaftlich als „Tako-Tsubo-Kardiomyopathie" bekannt.

Der Name stammt aus dem Japanischen und beschreibt die Form der linken Herzkammer, die sich bei dieser Erkrankung verändert und einer traditionellen Tintenfischfalle ähnelt. Starker emotionaler oder körperlicher Stress, kann eine akute Störung der Herzkammer auslösen. Die Symptome ähneln einem Herzinfarkt: Brustschmerzen, Atemnot, Herzrasen.

Auch Hunde können unter einer ähnlichen Stress-Kardiomyopathie leiden. So reagieren auch Hunde bei extremem Stress oder emotionaler Belastung, mit körperlichen Symptomen. Stresshormone wie Adrenalin lassen bei Hunden ebenfalls den Herzmuskel verkrampfen, was zu einer ähnlichen Veränderung der Herzkammer führen kann. In der Folge verformt sich die Herzkammer und die Hauptschlagader verengt sich, wodurch die Blutversorgung gestört wird.

Also haben auch Emotionen Auswirkungen auf die Funktion des Herzens unserer Hunde. Atmung und Herzschlag werden beschleunigt, Muskeln und Gehirn mit mehr Blut versorgt und der Körper ist bereit zu Handeln. Es sind unbewusst gesteuerte Reaktionen des Körpers auf verschiedene Gefühle.

Somit gilt auch für die Herzfaszie: Positiv geprägte Erfahrungen machen sie geschmeidiger. Dies ist dann der Fall, wenn die Triebe des Hundes befriedigt werden. Wenn also die Meute zusammentrifft und sozial interagiert (auch wir als Sozialpartner gehören zur Meute), der Hund einen Jagderfolg hat oder der Welpe mit seinen Geschwistern in sicherer Umgebung Kampftechniken übt, wirkt sich all das positiv auf seine Herzgesundheit aus. Bei Stress werden dagegen die Faszien poröser und steifer. Sie können nicht mehr gleiten und der Hund bekommt Atemprobleme. Eine einfache Behandlung der Herzfaszie kann dem Hund dann helfen.

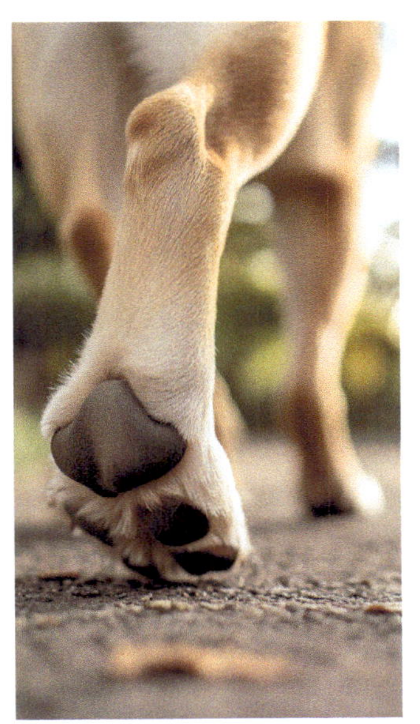

INFO

Möchtest du etwas für die Herzgesundheit deines Hundes tun, dann gönne ihm entspannten Freilauf - ohne Leine (Joggen oder Radfahren mit Hund ist damit nicht gemeint)! Die Belastung und Entlastung der Pfoten-Ballen führt zu einem intensivem Flüssigkeitsaustausch. Die angestaute alte und verbrauchte Flüssigkeit wird wie ein Schwamm ausgedrückt und mit neuer, frischer Flüssigkeit angereichert. Die Ballen des Hundes haben eine „Pumpwirkung" auf die fasziale Körperflüssigkeit, auf das Lymph- und das Venensystem und sorgen somit dafür, dass Organe mit frischen Nährstoffen versorgt werden.

Das „Periphere Herz"

Als peripher bezeichnet man in der Anatomie die Bereiche des Körpers, die fern des Rumpfes liegen, wie z.B. die Pfoten des Hundes. 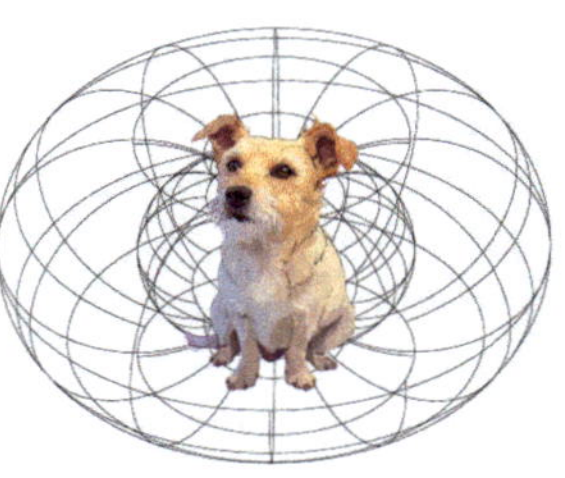
Das Herz produziert das stärkste Magnetfeld aller Organe. Dieses elektromagnetische Feld kann man noch in einer Entfernung von mehreren Metern messen (je nach Alter und Größe des Hundes – Faustregel beim Hund ist ca. 1,5 m).
Emotionen beeinflussen das Magnetfeld des Herzens, was sich energetisch und unbewusst auf die Artgenossen und auf die Umgebung auswirkt.

Herzzellen haben die höchste Spannung, was erklärt, warum es keinen Herzkrebs gibt.
Der Nobelpreisträger Dr. Otto Warburg entdeckte, dass Zellen eine Spannung wie eine Batterie haben. Gesunde Zellen haben 70-100 Millivolt (Herz z.B.), während Stress, Umweltgifte und Alter diese Spannung senken. Krebspatienten haben oft weniger als 20 Millivolt. Man sagt nicht umsonst „Ich muss meine Akkus aufladen" wenn man etwas mitgenommen ist. Diese „Akkus" sind unsere Zellen.

Zellspannung: 70-100 mV Gesund, ca. 60 mV vermindert, ca. 40 mV chronisch krank, ca. 20 mV Krebsaritg.
Stress und eine niedrige zelluläre Spannung sind schädlich für die Gesundheit.

Die PEMF-Technologie (Magnetfeldtherapie) hilft, die zelluläre Spannung wieder aufzuladen und die Gesundheit zu fördern.

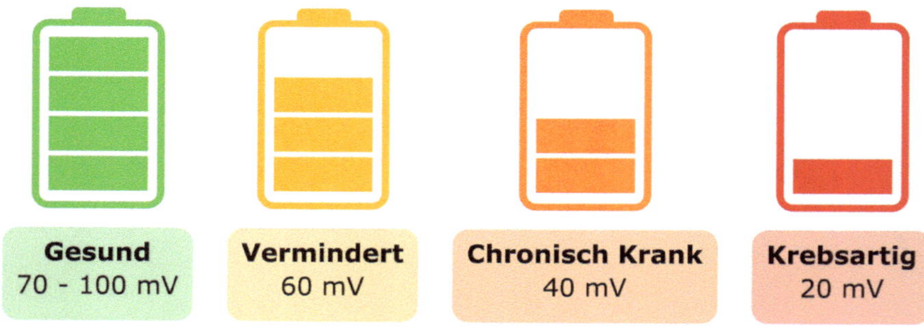

4.7. Rücken

Oberhalb der Wirbelsäule des Hundes verläuft ein trapezförmiges Band, das sich vom Halsbereich bis zum Kreuzbein erstreckt. Es ist großflächig, kräftig und eigentlich gut greifbar. Ein ebensolches weitgefächertes Band befindet sich an der Hüfte. Es reicht vom Kreuzbein bis zum Oberschenkel (Gesäßmuskel).

Diese Bänder bestehen aus Faszien und spielen eine bedeutende Rolle im Bewegungsapparat. Sie ermöglichen eine ausgewogene „Körperverteilung" während des Gehens und Laufens, harmonisieren gut mit den Läufen und dienen als Grundlage für die Bewegungskoordination des Hundes.

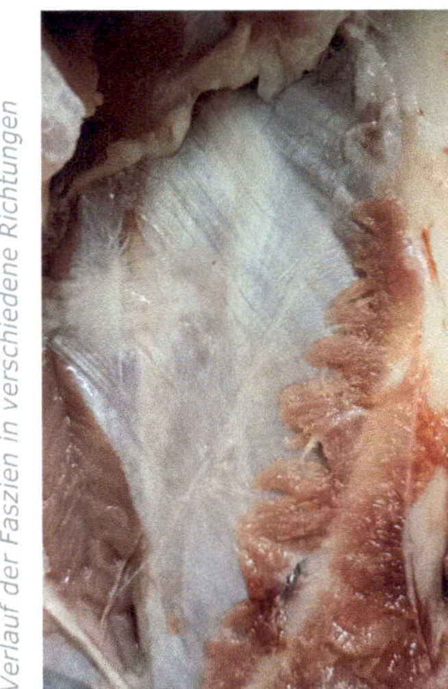

Verlauf der Faszien in verschiedene Richtungen

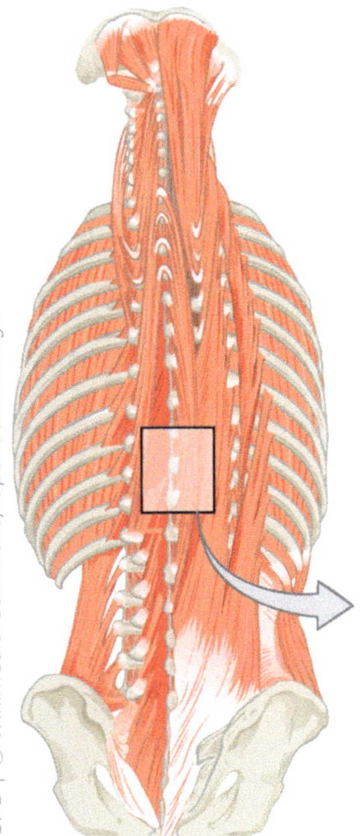

Abb. 1 | © Wikimedia Commons, OpenStax College

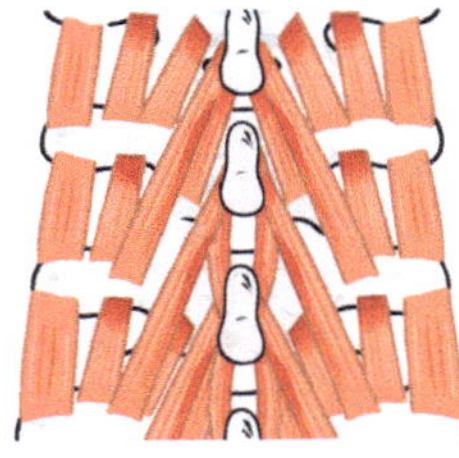

Im Rücken verläuft das zentrale Nervensystem, welches gut geschützt im Rückenmarkkanal liegt und das Gehirn mit dem Rückenmark verbindet. Von hier aus wird der gesamte Hundeorganismus gesteuert. Das zentrale Nervensystem koordiniert die Funktionen aller Organe und ermöglicht die Kommunikation mit der Umgebung. Fehler in den Rückenfaszien können zu einer fehlerhaften Kommunikation zwischen Nerven und Gehirn führen, da falsche Informationen weitergeleitet werden. Deshalb ist der Rücken des Hundes ein sensibler und wichtiger Teil seines Körpers.

Jede Art von Zwang (mit einem Brustgeschirr), falsches Ziehen (vor allem seitlich an den Wirbeln), zu hohe Belastungen (ungeeignete Sportarten) und Schläge sowie negative Emotionen können schmerzhafte Folgen haben. Viele Aktivitäten des Hundes beruhen auf Reflexen nach dem Prinzip: „Gehirn + Rückenmark = spezifische Bewegungsmuster". Ein Reflex ist eine automatische Reaktion des Körpers, die nicht bewusst gesteuert werden kann, sondern die der Steuerung durch das vegetative Nervensystem unterliegt.

So wird auch die „Mimik" des Hundes autonom geregelt. Ein Hund kommuniziert über seinen gesamten Körper, und zwar ohne Hintergedanken. Im Gegensatz zu uns Menschen kann ein Hund seine Mimik nicht bewusst kontrollieren. Es passiert ihm einfach. In welche Richtung er mit dem Schwanz wedelt oder ob er das Fell sträubt, wird von seinem autonomen Nervensystem gesteuert. Durch diese Direktheit (ohne Hintergedanken) reagiert das zentrale Nervensystem des Hundes stärker und präziser als beim Menschen. Deshalb ist ein gesunder Rücken für einen Hund meiner Meinung nach sehr essenziell.

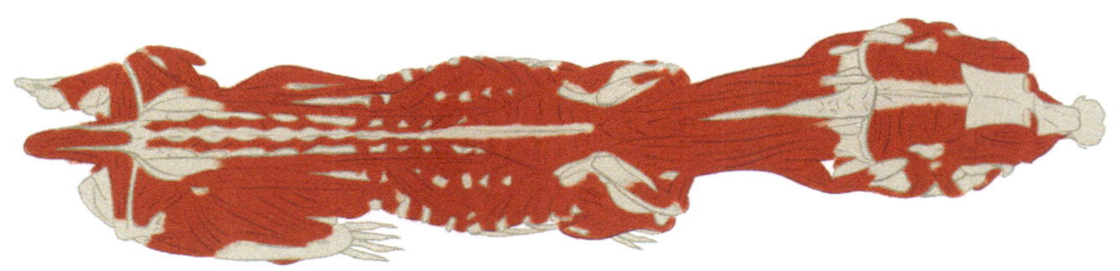

Die meisten körperlichen Probleme bei Hunden entstehen im Hals-, Rücken- und Hüftbereich (wie erwähnt durch Zwang, falsches Ziehen, übermäßige Belastungen und negative Emotionen) und sind oft mit erheblichen Schmerzen für die Tiere verbunden. Abgesehen von verschobenen Wirbeln im Lendenwirbelbereich sind häufige Erkrankungen des Rückens unter anderem das Cauda-Equina-Syndrom und das Wobbler-Syndrom.

Cauda-Equina-Syndrom

Das Cauda-Equina-Syndrom bezieht sich auf ein Zusammenpressen des Nervenbündels am unteren Ende des Rückenmarks, welches wie ein Pferdeschwanz aussieht (daher auch die Bezeichnung: caudam – Lat. Pferdeschwanz). Diese Kompression kann angeboren sein oder durch verschiedene Faktoren wie falsche Bewegungen, Bandscheibenvorfälle, Brüche, Operationen, Tumore, Angstzustände oder Wachstum verursacht werden. Typischerweise entstehen so Einschränkungen der langen Nervenwurzeln, welche für die Versorgung der Muskeln des Beckens, des Schwanzes und der Hintergliedmaßen verantwortlich sind. Ein Hund mit Cauda-Equina-Syndrom zeigt oft Symptome wie das Verlangsamen beim Traben, eine Abneigung gegenüber Aktivitäten wie dem Springen (auch Hineinspringen ins Auto) und ein Schleifen der Zehen beim Gehen. Diese Symptome sind besonders bei großen Rassen verbreitet und können zu einer erheblichen Einschränkung der Bewegungsfreiheit führen.

Wobbler-Syndrom

Das Wobbler-Syndrom bezeichnet eine Krankheit der Halswirbelsäule und des Hals-Rückenmarks. Sie befällt ebenfalls vor allem große Hunderassen. Veränderungen der Halswirbelsäule führen dabei zu Bandscheibenvorfällen, die das Rückenmark zusammendrücken und dadurch neurologische Probleme verursachen können. Typischerweise äußert sich das Wobbler-Syndrom durch eine Schiefstellung des Kopfes, eine hängende Zunge und einen wackeligen Gang. Daher stammt auch die Bezeichnung dieser Erkrankung. Das englische Wort „to wobble" bedeutet schwanken, wackeln oder (ugs.) eiern.

Nervenschäden nahe der Halswirbelsäule beeinträchtigen die Bewegungskoordination der Hinterbeine. Diese Nervenschäden sind die Hauptursache für das Wobbler-Syndrom, das manchmal auch durch Tumore, Abszesse oder eine zu hohe Kalziumaufnahme in jungen Jahren verursacht wird. Die Gangveränderungen entwickeln sich schleichend und werden oft erst spät erkannt.

Die Fasziendynamik-Methode ist eine effektive Behandlungsoption bei Rückenproblemen des Hundes. Eine gesunde Rückenfaszie ist entscheidend für sein Wohlbefinden. Darum ist die Behandlung des Rückens ein Schwerpunkt der Faszienarbeit. Durch gezielte Massagetechniken können Verspannungen gelöst und die Flexibilität des Gewebes verbessert werden, was zu einer Linderung der Schmerzen und einer Verbesserung der Beweglichkeit führen kann.

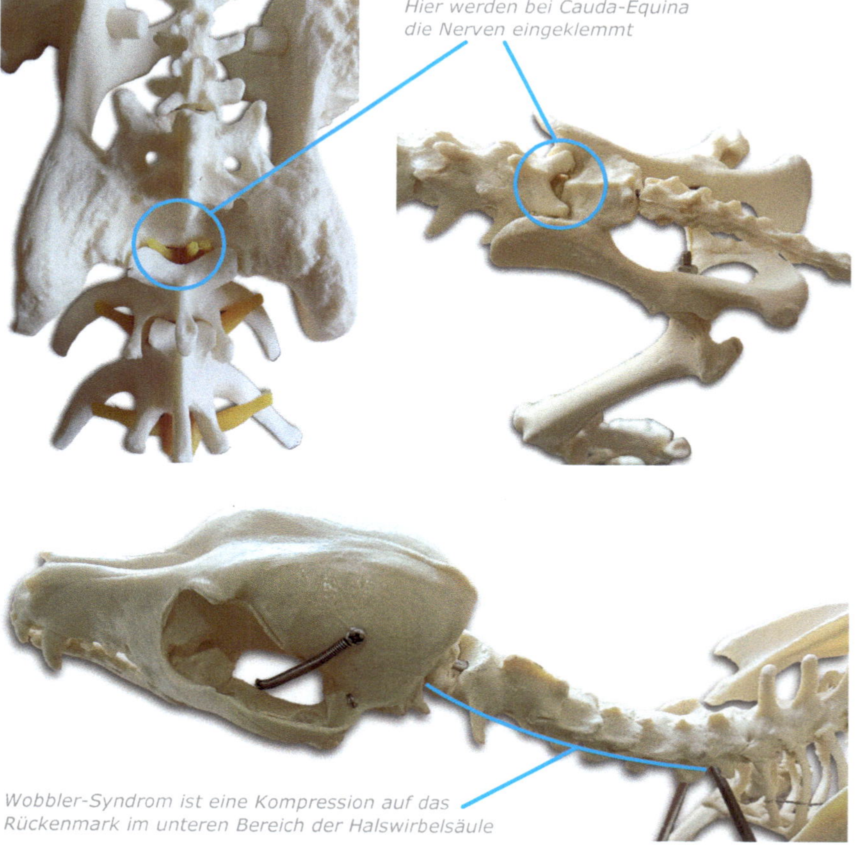

Wobbler-Syndrom ist eine Kompression auf das Rückenmark im unteren Bereich der Halswirbelsäule

4.8. Wirbelsäule

Die Wirbelsäule eines Hundes besteht aus fünf Hauptabschnitten, und die Anzahl der Wirbel in jedem Abschnitt kann je nach Größe und Rasse des Hundes variieren. Insgesamt hat ein Hund typischerweise zwischen 30 und 52 Wirbel. Hier ist eine Aufschlüsselung der Wirbel in den verschiedenen Abschnitten der Wirbelsäule eines Hundes:

* Halswirbel (Cervicalwirbel): 7
* Brustwirbel (Thorakalwirbel): 13 (12-14)
* Lendenwirbel (Lumbalwirbel): 7
* Kreuzwirbel (Sakralwirbel): 3
  (diese sind zu einem einzigen Kreuzbein zusammengewachsen)
* Schwanzwirbel (Caudalwirbel): ca. 16 bis 23

Die genaue Anzahl kann jedoch je nach Hunderasse und individueller Variation leicht unterschiedlich sein. Die Schwanzwirbel sind ein Teil der Wirbelsäule und spielen eine wichtige Rolle bei der Beweglichkeit und dem Gleichgewicht des Hundes.

4.9. Gelenke

Ein Hund hat viele verschiedene Gelenke, die es ihm ermöglichen, eine Vielzahl von Bewegungen auszuführen. Hier ist eine Übersicht über die wichtigsten Gelenke und deren Funktionen:

* **Kiefergelenk (Temporomandibulargelenk)**
  ermöglicht das Öffnen und Schließen des Mauls, was wichtig für das Kauen und Fressen ist.
* **Wirbelgelenke (Facettengelenke)**
  verbinden die Wirbel miteinander und ermöglichen die Beweglichkeit der Wirbelsäule, wie Biegen, Strecken und Drehen.
* **Schultergelenk (Glenohumeralgelenk)**
  ermöglicht die Bewegung des Vorderbeins in mehrere Richtungen (Flexion, Extension, Adduktion, Abduktion, Rotation).
* **Ellbogengelenk (Articulatio cubiti)**
  auch Scharniergelenk genannt, ermöglicht das Beugen und Strecken des Vorderbeins.
* **Handwurzelgelenk (Carpus)**
  ermöglicht die Beugung, Streckung und nur ganz leichte Drehung des Vorderbeins.

- **Hüftgelenk (Articulatio coxae)**
  ein Kugelgelenk, das dem Hund erlaubt, sein Hinterbein in mehrere Richtungen zu bewegen.
  (Flexion, Extension, Adduktion, Abduktion, Rotation)
- **Kniegelenk (Articulatio genus)**
  auch Scharniergelenk genannt, ermöglicht die Beugung und Streckung des Hinterbeins.
- **Sprunggelenk (Articulatio tarsi)**
  ermöglicht die Beugung und Streckung des Hinterbeins sowie eine minimale Drehung.
- **Zehen- und Fingergelenke (Interphalangealgelenke)**
  ermöglichen das Beugen und Strecken der Zehen, was wichtig für das Greifen und Laufen ist.
- **Karpalgelenke (Metacarpophalangealgelenke)**
  ermöglichen die Bewegung der Pfoten und helfen bei der Stoßdämpfung während des Laufens.

Diese Gelenke und deren Funktionen ermöglichen es Hunden, eine Vielzahl von Bewegungen auszuführen, die für ihre alltäglichen Aktivitäten, wie Laufen, Jagen, Fressen, Körperpflege und das Erlernen von Kampftechniken notwendig sind.
Hunde, die in unseren Breitengraden leben, nutzen ihre Gelenke oft nicht so, wie es die Natur ursprünglich vorgesehen hat. Manche Gelenke werden überbeansprucht, während andere zu wenig oder kaum bewegt werden. Beides – zu viel oder zu wenig Bewegung – kann die Funktion der Gelenke beeinträchtigen.

Für die Gesundheit der Gelenke ist es jedoch entscheidend, dass sie „geschmiert" bleiben, was durch die richtige Bewegung und Pflege gefördert wird. Hier setzt die Fasziendynamik an: Durch die Behandlung der Faszien wird der gesamte Hundekörper gedehnt, ausgerichtet, rekonditioniert und harmonisiert. Wenn Bindegewebe, Faszien und Sehnen wieder in ihrer natürlichen Position sind, können auch Knochen und Gelenke dank des „Memory-Effekts" des Körpers wieder ihre optimale Ausrichtung finden, sowie durch die richtigen Bewegungen das Bindegewebe geschmeidig und somit mobil halten.

Häufig sind verkürzte Sehnen oder verklebte Faszien die Ursache für Bewegungseinschränkungen oder Probleme mit den Gelenken. Eine gezielte Faszienbehandlung kann hier helfen, den Hund wieder in Balance zu bringen und seine Beweglichkeit zu fördern, wodurch wieder ein physiologischenr Bewegungsablauf im Alltag möglich ist.

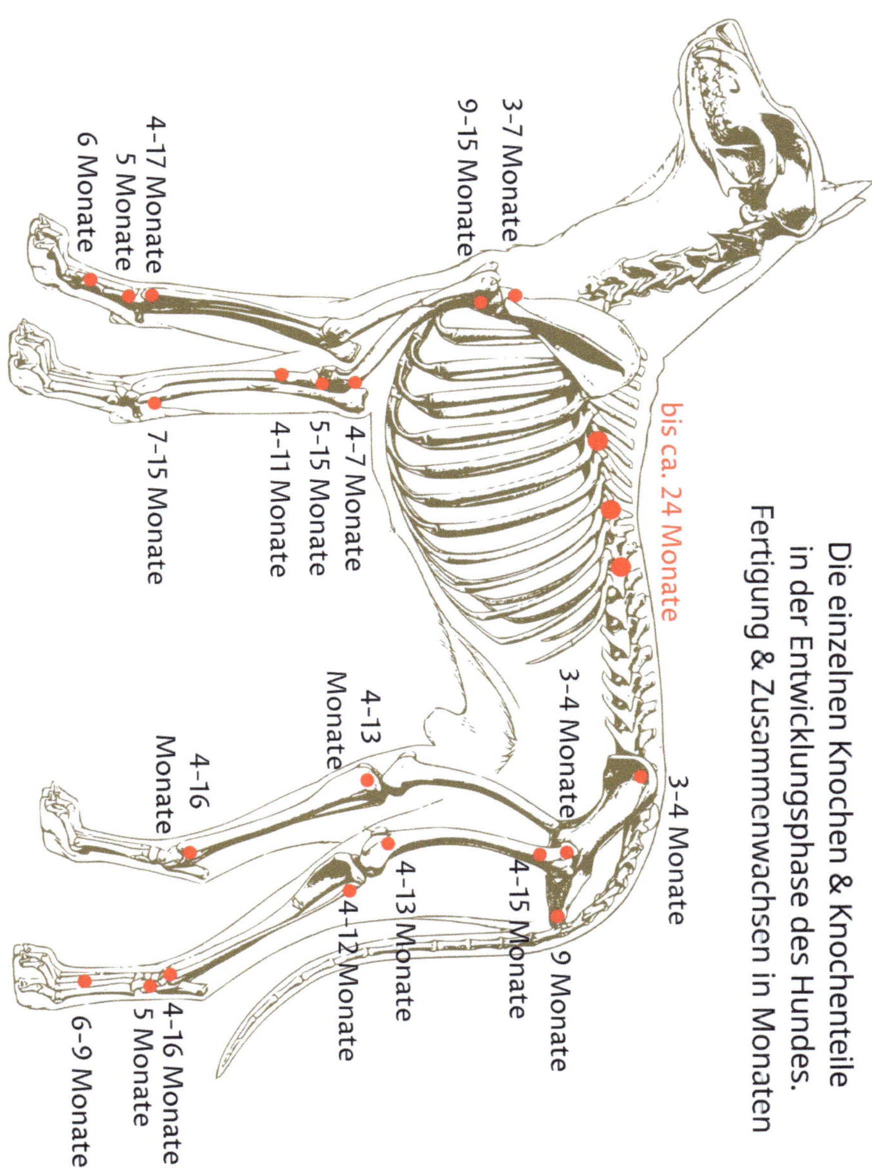

Hier sieht man die Entwicklung (Fertigung und Zusammenwachsen der Wachstumsfugen) der einzelnen Gelenken beim Hund.

5. Gesundheitliche Herausforderungen

Vor 50 Jahren waren unsere Hunde gesünder. Sie trugen keine Kleidung, fraßen die Reste unserer Nahrung und bewegten sich frei. Hundeschulen waren noch weithin unbekannt. Hunde wurden selten einem Tierarzt vorgestellt und bekamen keine Tabletten. Durch diese Lebensweise wurden sie oft bis zu 18 Jahre alt - und älter.

In einer eigenen Studie zu 800 von mir behandelten Hunden konnte ich dokumentieren, dass lediglich zwei gesunde Hunde darunter waren. Dazu muss man wissen: meine Behandlung ist in den meisten Fällen präventiv. Halter kommen mit ihrem vermeintlich gesunden Hund zu einer Massage, damit die Faszien wieder geschmeidiger werden. Sie möchten ihrem Hund einfach einmal eine Wohlfühlbehandlung gönnen, ähnlich wie man als Mensch z.B. zu Wellnessbehandlungen geht. Erst während der Behandlung zeigen sich dann die bereits vorhandenen gesundheitlichen Probleme. Die zwei gesunden Hunde der Studie (von 800 Hunden), die keinerlei körperliche Beschwerden bzw. Erkrankungen aufwiesen, hatten keine Hundeschule besucht, waren weder dressiert noch wurden sie ausgelastet. Einer dieser Hunde lebte im Haus mit Garten und der andere in der Wohnung, wobei beide sich weitestgehend im Freilauf bewegten und sich dadurch locker, natürlich und zufrieden zeigten. In weniger entwickelten Ländern, wo der Umgang mit den Hunden auf Grund der dortigen Lebensbedingungen wesentlich unkomplizierter ist, kann man viele solcher Hunde beobachten.

Ein Beispiel für die vielfältigen gesundheitlichen Herausforderungen, denen unsere Hunde heute ausgesetzt sind, sind Wurmtabletten. Die meisten Hunde bekommen diese lebenslang und regelmäßig, egal ob sie Anzeichen von Wurmbefall zeigen oder nicht. Viele Hundehalter sind irrtümlich der Meinung, dass diese Mittel vorbeugend vor Wurmbefall schützen. Dies ist jedoch nicht der Fall. Wurmmittel wirken lediglich temporär, wenn der Hund zum Zeitpunkt der Einnahme bereits Würmer hat. Er kann sich jederzeit wieder mit Würmern infizieren, wenn er z.B. nach erfolgter Wurmkur an einer wurmbefallenen Stelle schnuppert. Zudem gibt es unterschiedliche Wurmarten und nicht jedes Mittel hilft gegen jede Wurmart.
Um unnötige Belastungen für unsere Hunde zu vermeiden, sollte man demzufolge vor dem Verabreichen der Wurmtabletten testen, ob die Tiere überhaupt befallen sind und wenn ja, von welcher Wurmart. Dies geschieht jedoch bislang nur in Ausnahmefällen.

Viele Wurmkuren enthalten sogenannte Nervengifte (Neurotoxine). Diese Stoffe lähmen die Würmer im Darm, damit sie mit dem Kot ausgeschieden werden. Doch diese Mittel wirken nicht nur auf die Parasiten – sie gelangen auch in den Blutkreislauf des Hundes und belasten das zentrale Nervensystem sowie wichtige Organe. Besonders bei Welpen können solche chemischen Wurmkuren die Entwicklung einer gesunden Darmflora und eines stabilen Immunsystems stören.

Jedoch muss man nicht bei jedem Wurmbefall gleich zu chemischen Mitteln greifen. Es gibt viele Kräuter, die Würmer nicht mögen, und die wir unseren Hunden jedoch vorenthalten. Der Wolf bekommt sie beim Fressen seiner Beute in Form von vorverdauter Pflanzennahrung (Magen- und Darminhalt des Beutetieres). Bei bestimmten Wurmarten, wie z.B. Herzwürmern, helfen uns Melisse, Thymian, Sellerie, Knoblauch & Co jedoch nicht weiter. Hier muss man tatsächlich zu stärkeren Medikamenten greifen. Wurmtabletten lähmen wirbellose Tiere, sprich die Würmer, oder töten sie ab. Sie können jedoch auch Nerven allgemein lähmen. 80% der Nervenenden in den Faszien, die unter anderem auch für Bewegungsabläufe zuständig sind, können durch derartige Medikamente in Mitleidenschaft gezogen und „lahmgelegt" werden, was zu Folgeschäden im Bewegungsapparat, zu Epilepsie u.a. führen kann. Allgemein wird durch die regelmäßige Einnahme solcher Produkte das Immunsystem unserer Hunde geschwächt.

Zum Thema Epilepsie ist interessant, dass diese Krankheit hauptsächlich bei Hunden in unseren Breitengraden auftritt. Es gibt Länder, in denen Epilepsie bei Hunden kaum oder gar nicht bekannt ist. Das sind Länder, in denen die Lebensbedingungen der Hunde noch natürlicher sind als bei uns. Meiner Überzeugung nach liegt es an den Rahmenbedingungen, die wir den Hunden geben, dass sie immer kränker werden.

Die beste Prävention gegen Wurmbefall sind ein gesundes Immunsystem und – als Voraussetzung dafür - eine gesunde Darmflora. Wenn du dich dennoch unsicher fühlst und gesundheitliche Bedenken hast, nutze die Möglichkeit der Wurmtests und behandle gezielt nur bei Bedarf.

5.1. Überzüchtung

Infolge von mehr als 100 Jahren Zucht haben sich viele Hunderassen stark verändert. Riesige Augen in einem vergleichsweise kleinen Kopf, plattgedrückte Schnauzen, behäbiger Gang – die gesundheitlichen Probleme, mit denen sich hochgezüchtete Hunde oft quälen, sind vielfältig. Schaut man alte Bildbände an, so kommt man aus dem Staunen nicht heraus. Dieselben Hunderassen erscheinen dort als gesunde und stolze Tiere.

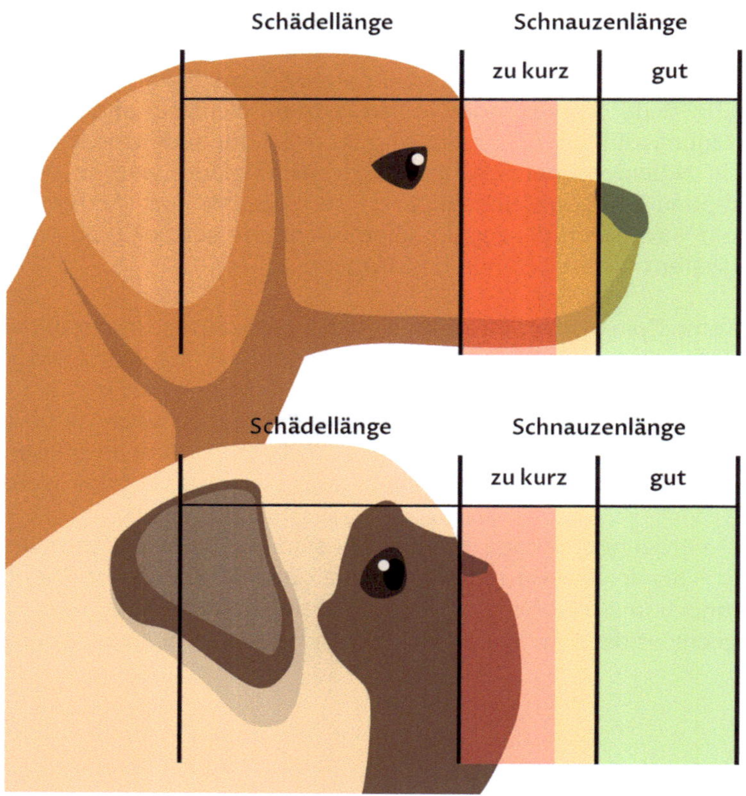

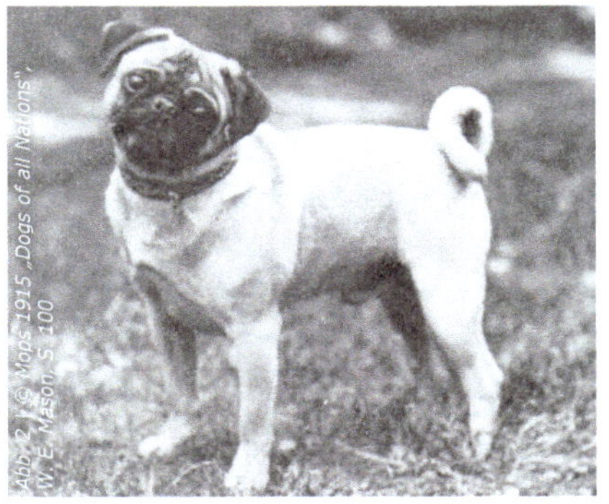

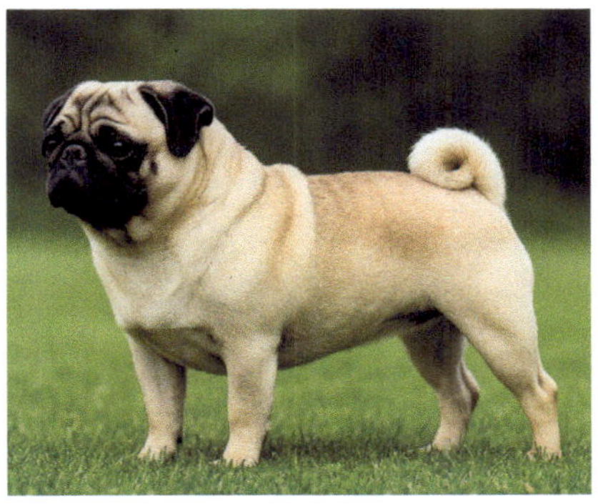

So war z.B. der **Mops** vor 100 Jahren noch ein agiler und bewegungs-
freudiger Hund mit gut erkennbarer Schnauze. Dieser liebe kleine Hund
ist auf dem Weg der Zucht gefühlt komplett verloren gegangen. Heute plagen ihn chronische Atem- und Augenprobleme, Bluthochdruck,
Dermatitis und Wirbelprobleme. Teilweise fehlen ihm Wirbel oder diese
sind komplett deformiert, was u.a. eine Ursache für das typische Kräu-
seln des Schwanzes ist.

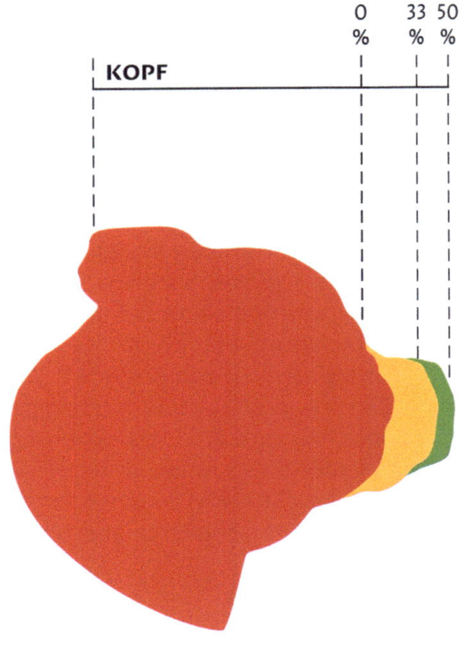

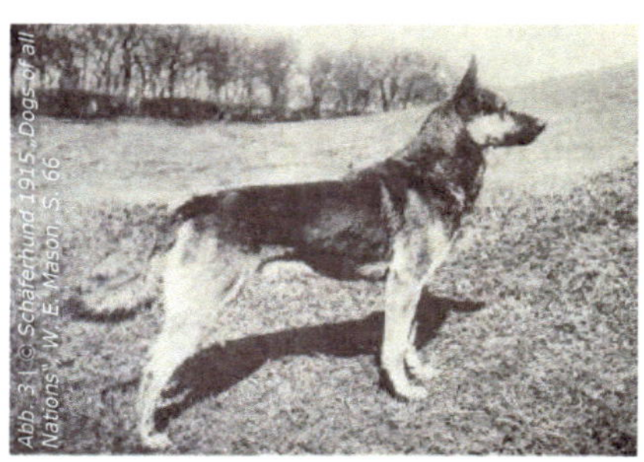

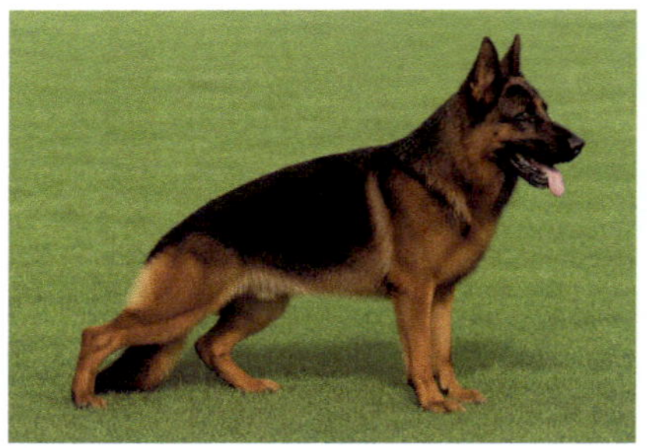

Der **Deutsche Schäferhund** wurde immer größer gezüchtet. Sein ursprünglich gerader Rücken wirkt zunehmend „hängend". Der einst starke, muskulöse und aufgeweckte mittelgroße Hund neigt heute zu einer Vielzahl genetisch bedingter Erkrankungen wie Hüft- und Ellbogendysplasie (Fehlstellungen des Skeletts), Gleichgewichtsproblemen und mitunter Taubheit durch ererbte Fehlbildungen im Innenohr (Kongenitales Vestibularsyndrom) und Hornhautentzündungen (Schäferhundkeratitis), die bis zur Erblindung führen können.

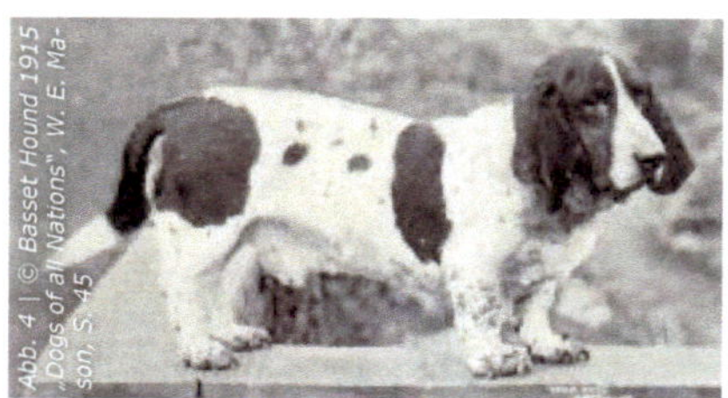

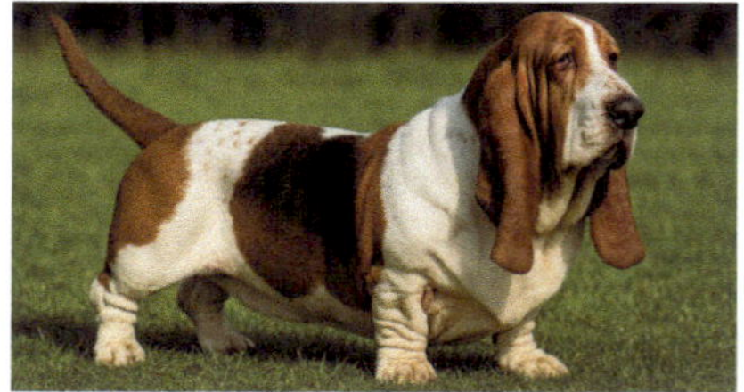

Der **Basset Hound** war einst ein großer, agiler Jagdhund. Nun ist er mit Hautüberschuss „gesegnet" (Faltenbildung). Während Körper und Ohren immer länger wurden, wurden seine Beine kürzer gezüchtet. Bei einigen Bassets ist das Wachstum der Röhrenknochen derart eingeschränkt, dass ihre Ohren auf dem Boden schleifen. Der Basset Hound ist heute sehr infektanfällig sowie kälte- und hitzeempfindlich. Er neigt zu Band- und Gelenkproblemen und zu Entzündungen der Ohren und Augen. Besonders häufig leidet diese Rasse unter Hängelidern (Ektropium), wodurch die Hornhaut nicht mehr ausreichend vor Schmutz und Fellhaaren geschützt wird. Abhilfe schafft in ausgeprägten Fällen nur eine Operation.

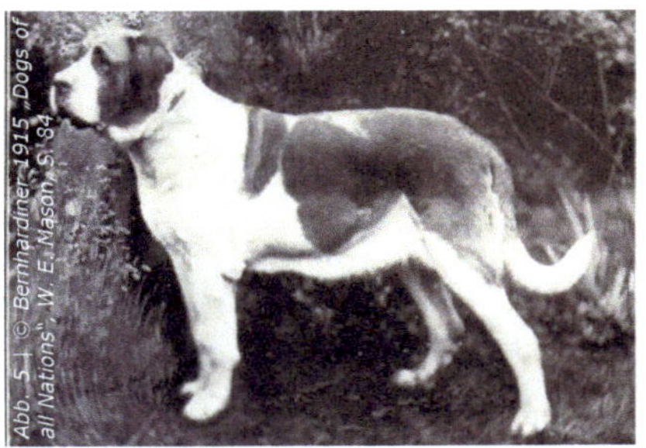
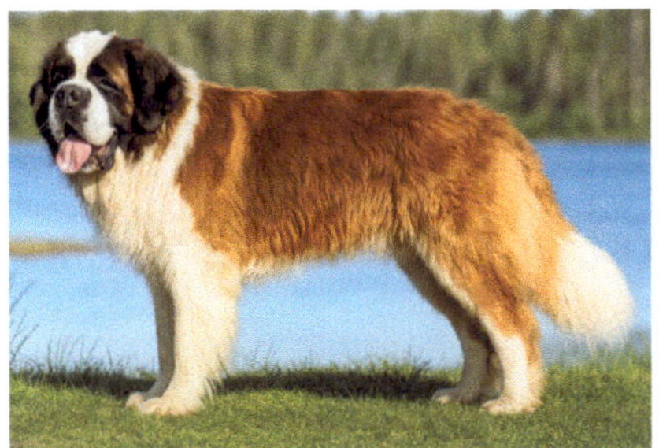

Der **Bernhardiner** war einst ein schlanker Athlet, der als Lawinenhund in der Bergrettung arbeitete. Er verfügt über die besondere Fähigkeit, die Wärmestrahlung eines Lebewesens wahrzunehmen, selbst wenn dieses unter einer tiefen Schneedecke oder unter Trümmern liegt. Einer der bekanntesten Bernhardiner ist der 1800 geborene Barry. Er rettete in den Schweizer Bergen mehr als 40 Menschen das Leben. 1905 wurde Barry in ganz Europa gefeiert, weil er nach einem Lawinenabgang ein Kind und dessen Mutter vor dem sicheren Tod bewahrte. - Heute wirkt der Bernhardiner müde mit seinem immer massiger gezüchteten Körper. Sein Fell ist zu dicht und schwer.

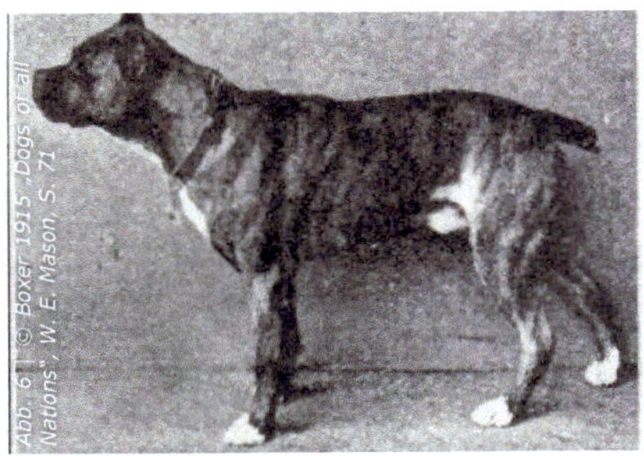
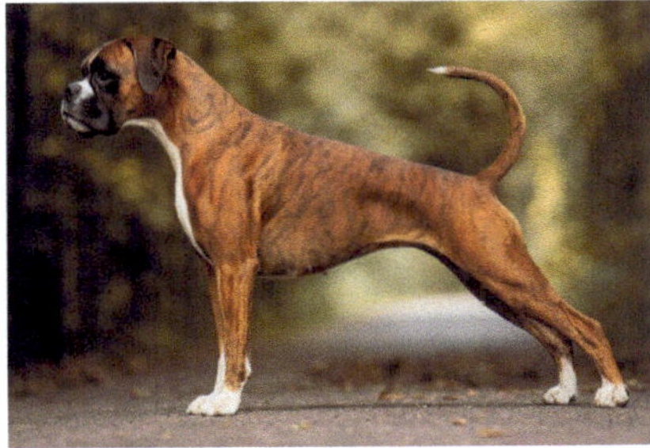

Der **Boxer** war ursprünglich als Arbeitshund für seine Stärke und Ausdauer bekannt. Leider wurde bei ihm durch Zucht die gesamte Anatomie verändert. Aus einer ursprünglich robusten und gesunden Rasse wurde eine besonders krankheitsanfällige, deren Lebenserwartung sich stark verkürzte. Die Liste der für Boxer typischen Krankheiten ist lang: Herzerkrankungen, Magendrehung, verschiedenste Krebserkrankungen, Cushing-Syndrom, Spondylose, neurologische Erkrankungen (z.B. Gesichtslähmung), Boxerkeratitis (Hornhauterosion), Blutgerinnungs- und Stoffwechselstörungen, Allergien und Verdauungsstörungen. Seine verkürzte Nase begünstigt Atemprobleme und Zahnfleischentzündungen oder -wucherungen.

Auf diese Weise könnte ich viele weitere Rassen auflisten. Einige erkennen wir kaum wieder, wenn wir sie auf alten Fotos von vor 100 Jahren sehen. Ich finde keine einzige Rasse, die durch Zucht in irgendeiner Weise schöner, gesünder oder agiler wurde.

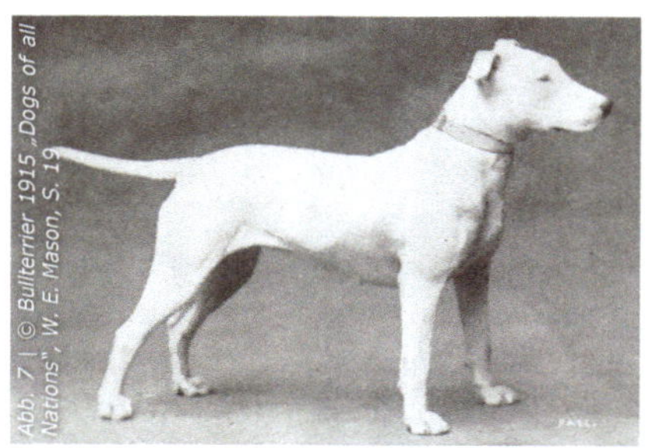

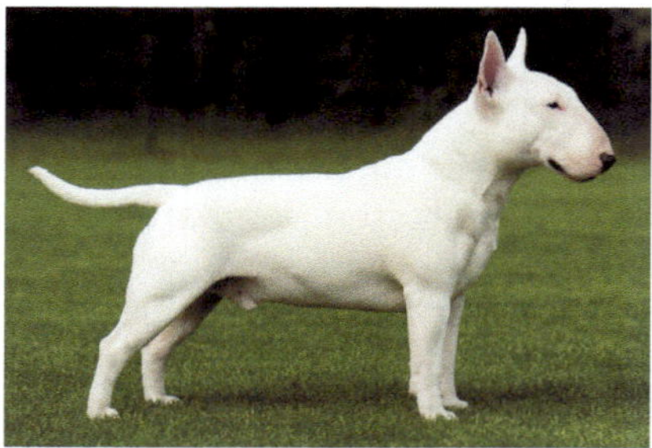

Da ist der **Bullterrier**, dessen Schädel durch Selektion regelrecht verunstaltet wurde und der heute oft unter Nieren- und Herzproblemen leidet und Probleme mit dem Gehör entwickelt.

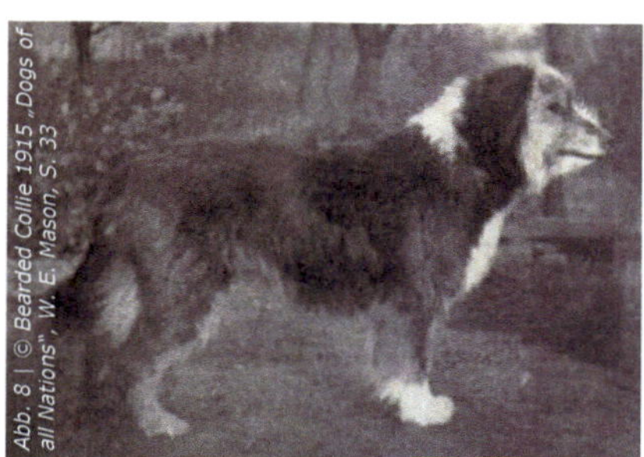

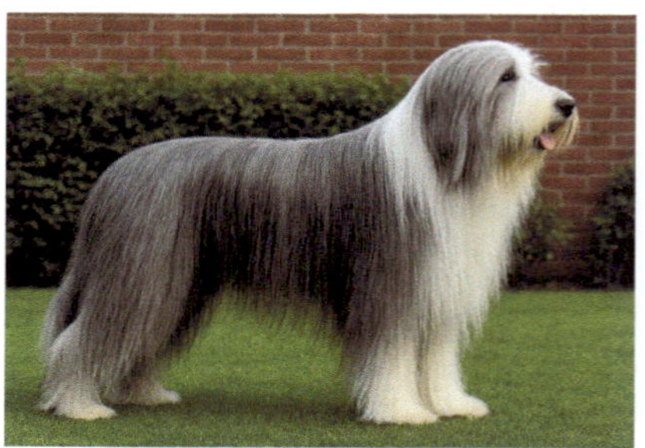

Da ist der fröhliche und intelligente **Bearded Collie**, der nun unter dem oft unnatürlich langen Haar leidet und zu Hüftdysplasie neigt.

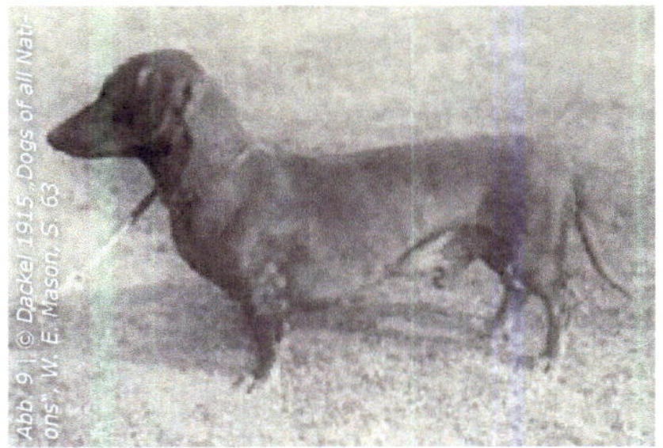

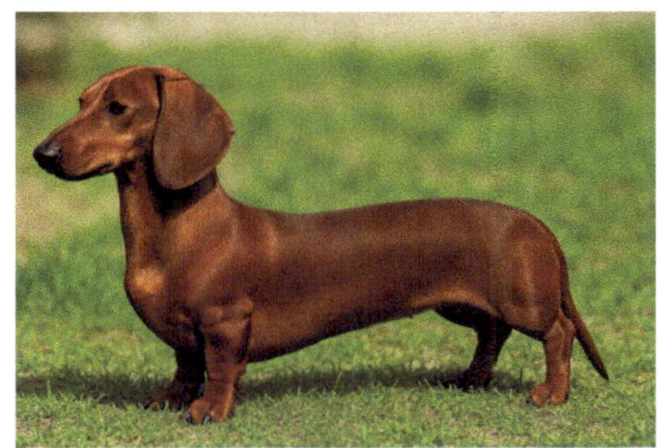

Beim **Dackel** hat seine Veranlagung zu extrem schmerzhaften Bandscheibenvorfällen sogar einen eigenen Namen bekommen: Dackelläh-
mung oder Dackellähme. Die Ursachen hierfür liegen auf der Hand: sein
durch Zucht immer mehr in die Länge gezogener Körper auf verkürzten
Beinchen, Manipulation an Wachstumsfugen und dickere Wirbel.

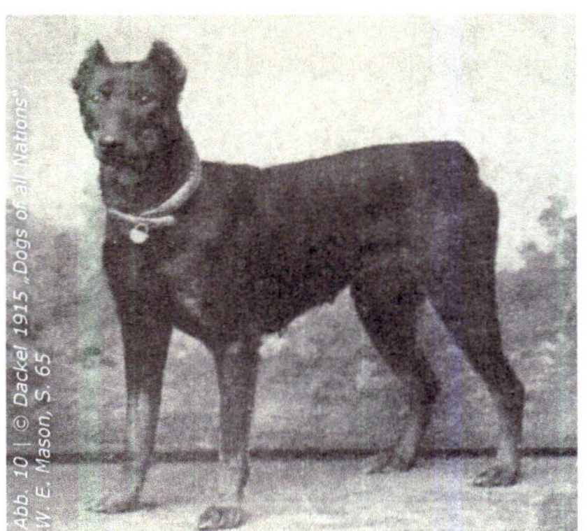

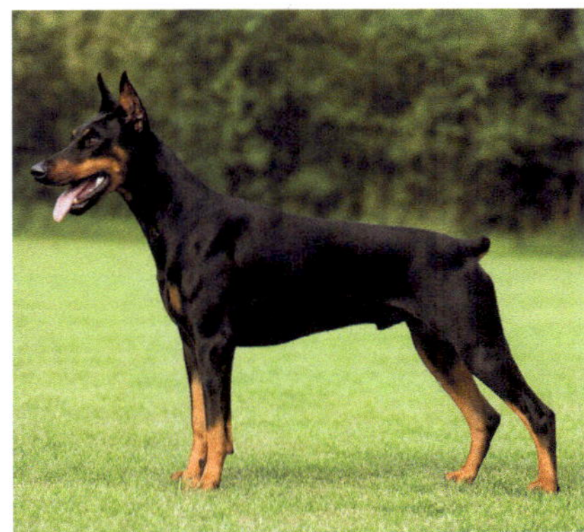

Die auf besondere Größe gezüchtete **Dobermann** ist jetzt anfällig für
Herzkrankheiten. Der große und schlanke Saluki neigt zu Augenerkran-
kungen, Herzproblemen und Hüftdysplasie. usw.

Warum greifen wir Menschen überhaupt in die Genetik unserer Hunde ein und verändern diese? Der Grund ist offensichtlich: Tiere mit
"Niedlichkeitsbonus" oder solche, die einem bestimmten Schönheits-
ideal entsprechen, verkaufen sich besser. Durch Menschenhand werden kranke, unglückliche und z.T. verkrüppelte Hunde erschaffen. Aus
meiner Sicht ist es regelrecht kriminell, diese empfindsamen Wesen
genetisch derart zu "verpfuschen".

5.1.1. Zwergwuchs / Chondrodysplasie

Bei kleinwüchsigen Menschen wird die geringe Körpergröße per Gesetz als Behinderung anerkannt. Auch unter Hunden führt Zwergwuchs zu Problemen. Diese Tiere sind oft von Chondrodysplasie betroffen, einer genetisch bedingten Störung in der Entwicklung des Knorpelgewebes. In der gesunden Entwicklung eines Hundes verlängern sich die Knochen der Beine bis zu Beginn der Pubertät. Dabei werden in den sogenannten Wachstums- oder Epiphysenfugen stetig neue Knorpelzellen gebildet, die als Baumaterial für die wachsende Knochenmatrix dienen. Erst in der Pubertät kommt das Längenwachstum der Beine langsam zum Erliegen.

Bei Hunden mit Chondrodysplasie ist diese Entwicklung gestört. Bei ihnen verknöchert das Knorpelgewebe der Wachstumsfugen der langen Röhrenknochen viel zu früh. Die Beine können dadurch nicht mehr in die Länge wachsen und der Hund bleibt kurzbeinig. Da Elle und Speiche das Wachstum oft versetzt beenden, kommt es vielfach zu nach innen gekrümmten Vordergliedmaßen mit nach außen gestellten Füßen („Radius Curvus").

All dies wird bei der Zucht kurzbeiniger und kleinwüchsiger Rassen billigend in Kauf genommen und führt bei den betroffenen Tieren häufig zu Schmerzen, Arthrose, Bandscheibenproblemen u.a..

Die Miniaturzucht nimmt immer extremere Züge an. Seit einigen Jahren steigt die Nachfrage nach sogenannten Teacup-Hunden, die ausgewachsen in eine Teetasse passen sollen. Diese Mini-Hunde neigen zu Knochenbrüchen.

5.1.2. Ridge / Dermoid Sinus

Bei einigen Hunderassen wie dem Rhodesian Ridgeback wurde züchterisch gezielt die Entstehung eines „Ridge" gefördert. Dies ist der angeborene Haarkamm oder Fellstreifen auf dem Rücken des Hundes, bei dem die Haare gegen die normale Wuchsrichtung wachsen. Medizinisch gesehen handelt es sich um eine milde Form der Spina bifida („offener Rücken" beim Menschen). Diese Besonderheit entsteht, wenn Haut und Rückenmark embryonal nur unvollkommen oder gar nicht voneinander getrennt werden.

Eine Krankheit, die fast ausschließlich bei Hunden mit einem Ridge auftritt, ist der Dermoid Sinus (Hautdefekt in Röhrenform, der durch eine unvollständige Trennung von Haut und Nervensystem während der Embryonalentwicklung entsteht), kurz DS genannt. Er ist eine angeborene embryonale Missbildung im Bereich der Wirbelsäule oder des Schädels. Bei einem Hund können mehrere DS auftreten. Er ist ein mit Haaren und Talg gefüllter Strang, der sich bereits beim jungen Welpen durch Abtasten finden lässt. Diese Zyste sollte möglichst früh (6. bis 8. Woche) entfernt werden, denn ein DS entzündet sich leicht und bildet dann einen Abszess bis zur Größe eines Apfels. Wenn die Abszesskapsel reißt, kommt es zu gefährlichen Infektionen bis hin zur Infektion des Rückenmarks. Nach gelungener Operation können diese Hunde ein normales Leben führen. Doch die Frage bleibt: ist ein besonderer Fellstreifen auf dem Rücken diesen „Preis" wert?

5.1.3. Brachyzephalie

Der Begriff stammt aus dem Griechischen. Er setzt sich zusammen aus „brachys" für kurz und „kephale" für Kopf. Brachyzephalie bezeichnet somit eine durch Zucht herbeigeführte angeborene Kurzköpfigkeit. Die Zahl betroffener Hunde ist in den letzten Jahren stark angestiegen, denn das niedliche babyhafte Aussehen mit einem runden Kopf und großen Augen spricht viele Menschen an (Beschützerinstinkt). Die gesundheitlichen Probleme kurzköpfiger Hunde können hier nur angerissen werden, da sie extrem umfangreich sind. Sie leiden unter Stauchung der Nasenmuscheln und unter Verengung von Naseneingang, Rachen und Luftröhre. Es kommt oft zu instabilen Kehlkopfknorpeln und angeschwollener Schleimhaut. Dadurch fällt der Kehlkopf häufig in sich zusammen und verursacht akute Atemnot. Der nötige Unterdruck beim Einatmen wiederum hat gravierende Auswirkungen auf den Verdauungstrakt (chronische Entzündungen, Speiseröhrenerweiterungen, Schluckbeschwerden, Erbrechen, Durchfall). Auch neigen diese Hunde zu Zahnfehlstellungen und Problemgeburten sowie zu anhaltenden Augenentzündungen, da die Nasenfalten an den Augen reiben.

Viele brachyzephale Hunde sind stark hitzeanfällig. Sie sind nicht in der Lage, ausreichend Wärme durch Verdunstung von Flüssigkeit beim Hecheln abzugeben. Wärme oder größere Anstrengungen können für sie deshalb lebensbedrohlich werden. Die dauerhafte Unterversorgung mit Sauerstoff begünstigt Entzündungen, Bluthochdruck, Herzschwäche, Bronchitis, Stoffwechsel- und Hormonstörungen. Im schlimmsten

Fall kann es zum Tod durch Ersticken kommen.

Nicht jeder brachyzephale Hund zeigt alle aufgeführten Symptome. Doch sollte man das Leid dieser Tiere nicht tatenlos hinnehmen. Die häufig zu beobachtende Maulatmung darf z.B. nicht als normal angesehen werden! Vielmehr sollten die betroffenen Tiere umgehend einem Tierarzt vorgestellt werden. Wohl jeder Hundehalter kennt aus persönlicher Erfahrung, wie belastend eine Erkältung ist, bei der die Atemwege zuschwellen. Wir Menschen liegen dann mit Krankenschein im Bett und hoffen auf baldige Besserung. Diese ständig röchelnden und schnarchenden Hunde leben permanent in genau diesem qualvollen Zustand. Meist kann nur eine umfassende Operation des Nasen-Rachen-Raums helfen. Um dem Hund eine normale Atmung zu ermöglichen, ist es wichtig, nach genauer Diagnostik tatsächlich alle Engstellen zu operieren.

5.1.4. Schwanzanomalien

Auch der Schwanz des Hundes ist zuchtbedingt häufig von genetischen Anomalien betroffen. Während einige Rassen verkürzte Schwänze (Brachyurie) haben, fehlt der Schwanz bei anderen vollständig (Anurie). Hinzu kommen oft Verkrüppelungen des Schwanzes (Knickrute, Korkenzieherschwanz). Diese Schwanzanomalien gehen meist mit Fehlbildungen der Wirbelsäule einher, wie Keil-, Block- oder Schmetterlingswirbel. Die gesundheitlichen Folgen für die betroffenen Hunde sind erheblich. Sie reichen von neurologischen Problemen, wie einer teilweisen Lähmung der Hinterbeine (Paraparese), bis hin zu Harn- und Kotinkontinenz.

5.1.5. Kupierte Hunde

Obwohl es inzwischen in allen Mitgliedsländern der EU verboten ist, sieht man noch immer Hunde, denen die Ohren und/oder der Schwanz kupiert wurden. Der Schock, den diese grausamen Amputationen für den Organismus darstellen, schwächt das Immunsystem der betroffenen Tiere nachhaltig. Hunde benötigen Ohren und Rute für die Kommunikation mit Artgenossen und um ihr Gleichgewicht zu halten. Ähnlich wie wir Menschen können Hunde chronische Schmerzen (Phantomschmerzen) in den amputierten Körperteilen entwickeln. Besonders an kupierten Ohren kann es zu chronischen Entzündungen kommen.

Schwanzamputationen haben sogar Auswirkungen auf nachfolgende Generationen. Nachkommen schwanzamputierter Hunde haben oft einen angeborenen Knickschwanz.

5.1.6. Blue Dog Syndrom

Rassen, welche auf eine Farbaufhellung wie blau, silber oder falb hin gezüchtet wurden, sind anfällig für das Blue Dog Syndrom. Aufgrund einer genetischen Mutation kommt es dabei zu Pigmentierungsstörungen der Haare sowie zu einer Verhornungsstörung der Haut. Betroffene Hunde leiden unter Haarausfall bis hin zum kompletten Fellverlust und unter diversen Entzündungen. Es kann auch zu Fehlbildungen der Nebennieren, zu Ödemen und zu Störungen im Lymphsystem kommen.

5.1.7. Nackthunde

Wegen ihres fehlenden Fells wären diese Hunde in der Natur nicht überlebensfähig. Sie sind Umwelteinflüssen nahezu schutzlos ausgeliefert. Bei Sonnenschein benötigen sie Sonnencreme, im Winter wärmende Kleidung. Sie werden häufiger als andere Hunde von Insekten belästigt und entwickeln dann z.T. allergische Reaktionen. Sie weisen Immundefizite und Gebissanomalien wie schief wachsende oder fehlende Zähne auf. Nackthunde sind anfällig für Hautverletzungen und Hautkrankheiten. Sie benötigen zwingend eine regelmäßige Pflege mit rückfettenden und feuchtigkeitsspendenden Ölen und Cremes.

5.2. Gestörte Kommunikation

Hunde kommunizieren bekanntlich auch durch Körpersignale (Blickkontakt, Schwanzbewegungen, Knurren u.a.). Für überzüchtete Hunde ist dies sehr schwierig bzw. teilweise unmöglich. Sie werden häufig durch ihre Artgenossen missverstanden, was neben ihren vielfältigen gesundheitlichen Problemen eine weitere Belastung im Alltag darstellt. So ist der Fellstreifen (Ridge) der Ridgebacks entlang ihres Rückens kaum von einer aufgestellten Bürste zu unterscheiden, welche normalerweise das Ergebnis einer Reaktion auf Erregung oder Stress ist. Sie tritt meist in Konfliktsituationen auf und ist dann Ausdruck von Aggression und/oder Unsicherheit. Sensible Artgenossen können darauf folglich ihrerseits unsicher reagieren. Das wiederum kann bei dem Ridgeback Aggression oder Angst auslösen, weil er die Reaktion des anderen Hundes auf seine eigene freundliche Annäherung nicht versteht.

Schlimmer noch trifft es diesbezüglich die kurzköpfigen Rassen, wie z. B. den Mops. Während wir Menschen ihn als süß empfinden, wirkt er auf viele Artgenossen unberechenbar oder sogar aggressiv. Eine in Falten gelegte Stirn kann aus Hundesicht eine offensive Drohung sein. Die herausquellenden großen Augen können ebenfalls als bedrohliches Fixieren und sein röchelnder Atem als Knurren missverstanden werden. Hinzu kommt seine eng eingerollte Rute. Gewöhnlich verbinden Hunde eine nicht sichtbare Rute mit Ängstlichkeit, da diese dann eingezogen wird.

Für Hunde, die unter den Auswirkungen von Überzüchtung leiden, gelten die folgenden Abschnitte zu den gesundheitlichen Herausforderungen der Hundehaltung ganz besonders. Gerade diese Tiere benötigen zwingend eine gesunde Ernährung, wenig Auslastung und Stress, Ruhephasen und freie Bewegung.

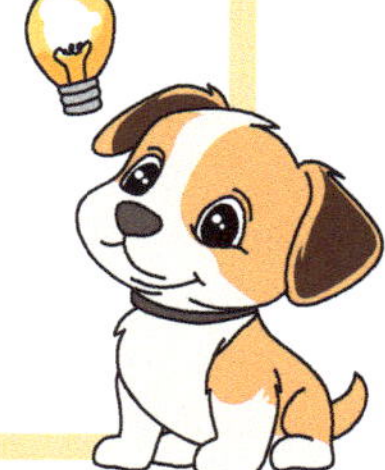

Diese Anzeichen können auf eine Qualzucht hindeuten:

- *besonders kleine leichte oder große schwere Hunde*
- *kein oder wenig Fell und fehlende Tasthaare*
- *lange Körper auf kurzen Beinen*
- *auffällige Fellfarben*
- *Kurzköpfigkeit*
- *viele Hautfalten*

5.3. Augenkontakt

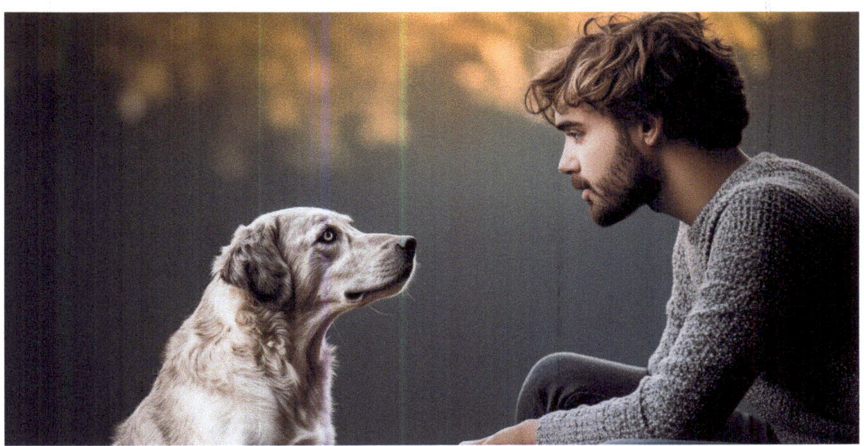

Was haben Augenkontakt und Faszien miteinander zu tun?
Das mag eine überraschende Frage sein.

Direkten Blickkontakt gibt es unter Hunden nur im Falle einer kämpferischen Auseinandersetzung oder wenn jemand hilfsbedürftig ist (Welpe, alte und kranke Tiere). Der Welpe z.B. bettelt dadurch um Nahrung. Durch das „In-die-Augen-Schauen" wird das Hormon Oxytocin ausgeschüttet. Es wird als "Fürsorgehormon" oder "Kuschelhormon" bezeichnet. Z.B. stimuliert es bei stillenden Müttern den Milchfluss, damit das Baby seine Nahrung erhält.

Jedes Mal, wenn wir dem Hund in die Augen schauen, kommt es also u.a. zur Ausschüttung von Oxytocin – und zwar bei beiden Spezies. Hier entsteht ein zyklischer Prozess: der Oxytocinspiegel steigt, was den erneuten Blickkontakt fördert, der wiederum den Oxytocingehalt erhöht. Es kommt so zu einem erzwungenen „Fürsorgeverhalten" des Hundes. Durch den häufigen Augenkontakt entsteht, unter anderem durch die Hormone Oxytocin und Prolaktin, auch Scheinträchtigkeit (ASA1998).

Das Hormon Oxytocin, das bei allen Säugetieren vorkommt, spielt neben den Muttergefühlen und der Fürsorge auch eine Rolle bei Gruppen- und Angstverhalten. Es erhöht die soziale Bindung bei Interaktionen und verstärkt das Zugehörigkeitsgefühl innerhalb einer Gruppe. Eine Studie der Uni Bonn an Männern ergab, dass Oxytocin das Einfühlungsvermögen in andere Menschen erhöht. Zu viel Oxytocin kann jedoch bei Kindern das Risiko für postpartale Depressionen und Angststörungen im gesamten ersten Lebensjahr erhöhen. Weitere Studien an Menschen und Hunden wiesen bei erhöhter Oxytocingabe einen Anstieg von Herzrhythmusstörungen, verlangsamten Herzschlag, Blutdruckanstieg, Kopfschmerzen, Übelkeit sowie Erbrechen und gelegentliche Allergien nach.

Bei einer Studie der Universität Amsterdam wurde einem Teil der Probanden Oxytocin verabreicht. In diesen Gruppen waren die Teilnehmer an Wettkämpfen innerhalb der eigenen Gruppe zwar harmonischer, aber nach außen reagierten sie aggressiv und versuchten, ihre eigene Position durchzusetzen. Ähnlich wirkt sich der Anstieg des Oxytocin durch häufiges "In-die-Augen-Schauen" bei Hunden aus. Zu Hause im eigenen Rudel sind sie "brav", nach außen gegenüber Rudelfremden erhöht sich ihre Aggressivität.

Es gibt zahlreiche Studien darüber, dass sich durch immer wiederkehrenden direkten Blickkontakt der Hormonhaushalt und damit auch das Wesen des Hundes verändert. Dies kann die Entstehung von Krankheiten begünstigen. Bei unkastrierten Hündinnen kommt es häufiger zu Scheinschwangerschaften. (D.W.Cerny/Reuters, Miho Nagasawa Azabu Uni...).

Releativ neu ist die Entdeckung, dass dies sogar Auswirkungen auf die Wirksamkeit der Myofibroblasten hat. Diese spezialisierten Bindegewebszellen werden durch bestimmte chemische Stoffe wie beispielsweise Oxytocin stimuliert. Die Myofibroblasten in der Faszie sind in der Lage, Kontraktionen auszuüben, was man bisher eigentlich nur von Muskeln kannte. Sie können an das Fasziennetz andocken und das Fasziensystem aktiv zusammenziehen. Somit führt direkter Augenkontakt u.U. zu zusammengezogenen steifen Faszien mit allen in den Kapitel 3.7 und 3.8 geschilderten negativen Auswirkungen für den Hund.

Wenn ich diese Zusammenhänge erkläre, höre ich oft den Einwand: "Aber mein Hund schaut mir doch in die Augen." --- Das ist richtig. Er hat eben gelernt, dass er auf dieser Weise etwas erbetteln kann, also er will etwas von uns. In der Natur schauen nur „hilfesuchende" Tiere, wie Welpen oder ältere Hunde, in die Augen, weil sie etwas brauchen oder wollen. Wenn wir aber immer etwas von unserem Hund wollen (Augenschauen), ist es für ihn eine Ansprache. Durch diese ständige „Ansprache" – das wiederholte „In-die-Augen-schauen" – machen wir uns aus Sicht des Hundes zu einem „Pflegefall", den er nicht mehr aus den Augen lassen kann (z.B. der Hund folgt uns bis auf die Toilette). Deshalb ist es wichtig, diesen Zusammenhang zu verstehen, um aus der Perspektive des Hundes nicht zu einem „Bedürftigen" zu werden. Wie oben erläutert, tun dies in einem Rudel eben nur hilfesuchende Mitglieder wie alte und kranke Tiere oder Welpen.

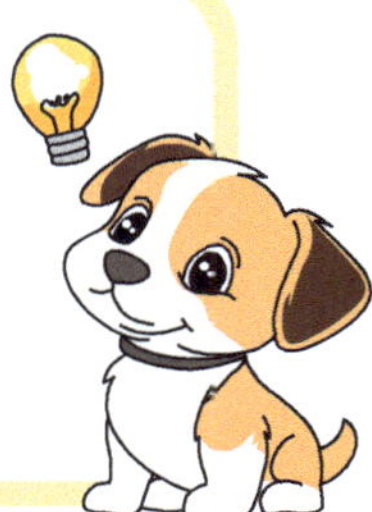

Achte bei Hundebegegnungen einmal auf das Verhalten der Hunde!
Sie meiden direkten Augenkontakt.
Augenkontakt gibt es nur wenn der Hund etwas will, oder wenn es bald ein Kampf gibt.

5.4. Kastration

Das Thema Kastration gehört mit Sicherheit zu den am intensivsten diskutierten Themen der Hundehaltung und die Meinungen hierzu gehen weit auseinander. Im Gegensatz zu anderen europäischen Ländern ist z.B. in Deutschland die Kastration von Hunden verboten, wenn diese nicht medizinisch indiziert ist. Hier gibt es keine Straßenhunde und somit auch kein Risiko einer unkontrollierten Vermehrung. Wenn jemand seine Hündin während der drei bis vier Stehtage zwei Mal im Jahr nicht beaufsichtigen kann oder möchte, sollte er vielleicht darüber nachdenken, ob er das richtige Haustier hat. (Es gibt auch Stofftiere 😉)

Natürlich gibt es auch bei Rüden Probleme, wenn diese z.B. mit läufigen Hündinnen in der Nachbarschaft hyperaktiv werden, hecheln oder nichts fressen wollen. In der Natur ist all dies offenbar kein Problem und wird dort innerhalb des Rudels geregelt, selbst wenn mehrere Rüden zum Rudel gehören und eine Hündin läufig wird. In einem Straßenhunderudel wird stets nur eine Hündin gedeckt. In unserer modernen Gesellschaft haben wir uns leider weithin von der Natur entfernt, was auch Auswirkungen auf die Hundehaltung hat. Selbstverständlich müssen medizinische Probleme individuell abgeklärt und behandelt werden. Es gibt Einzelfälle, bei denen eine Kastration das kleinere Übel sein kann. Doch nach jahrzehntelanger Arbeit mit Hunden kann ich diese Fälle an einer Hand abzählen.

Wenn überhaupt notwendig, sollte man mit einer Kastration wenigstens warten, bis das Tier erwachsen ist. Der Zeitpunkt der Durchführung hat einen erheblichen Einfluss auf mögliche spätere Auswirkungen. Es macht einen wesentlichen Unterschied, ob der Hund bereits vollständig entwickelt ist. Das ist bei Hündinnen nach drei bis vier Läufigkeitsperioden und bei Rüden zwischen dem zweiten und dritten Lebensjahr der Fall.

Frühkastrationen wirken sich negativ auf die Entwicklung des Organismus, des Fells, des Knochenbaus, der geistigen Reife, der Kommunikationsfähigkeit, des Nervenkostüms usw. aus. Dies belegen inzwischen zahlreiche Studien an Hunden. Das männliche Geschlechtshormon Testosteron ist beispielsweise sehr wichtig für ein gesundes Fell und das Knochenwachstum, und da bestimmte Gelenke erst mit achtzehn Monaten, Wirbel sogar teilweise erst mit zwei Jahren vollständig ausgebildet werden, verhindert jede frühere Kastration eine optimale Entwicklung.

Die Ratschläge, den Hund zu kastrieren, weil er nach dem Eingriff ruhiger wird, erweisen sich in der Regel als unwahr. Im Gegenteil: der junge Hund bleibt praktisch in seinem kindlichen Entwicklungsstand oder in der Pubertät "stecken". Hormone sind Botenstoffe, die die Zellinformationen durch Anbindung an die Zellrezeptoren zur Gehirnrinde transportieren. D.h., sie übermitteln die für eine gesunde physische und psychische Entwicklung notwendigen Botschaften, sprich Informationen. Durch eine Frühkastration wird dieser Informationsaustausch beendet. Im Computerjargon könnte man sagen, ein fehlender Treiber auf der Festplatte verhindert ein fehlerfreies System.

Metaphorisch ausgedrückt, lernt jeder Hund bis zum Erwachsenenalter das Alphabet der hündischen Kommunikation. Alles, was er dafür braucht, ist bereits als Zellinformation vorhanden. Wächst z.B. ein Welpe auf einem entlegenen Bauernhof ohne jeglichen Hundekontakt auf und ihm begegnet dort erst nach Jahren wieder ein Artgenosse, dann kann dieser Hund fehlerfrei mit dem anderen Hund kommunizieren.

Bei Hunden, die zu früh kastriert werden, treten dagegen häufig Kommunikationsstörungen auf. Je nach Zeitpunkt der Kastration wurde ihnen sozusagen "der Stecker gezogen", als sie in ihrer Entwicklung im „Hundealphabet" z.B. erst beim Buchstaben E oder K waren. Solche Hunde behalten oft zeitlebens ihr kindliches Wesen und können nur „Wörter" von A bis K kommunizieren. Das komplette Kommunikationsrepertoire (A-Z) fehlt einfach. Manche laufen auch als erwachsene Hunde wie ein Welpe mit "rosaroter Brille" umher. Sie erkennen die Warnzeichen ihrer Artgenossen nicht, wenn diese z.B. gerade keinen Kontakt möchten und rennen trotzdem zu ihnen. Frühkastrierte Hunde sind schneller überfordert oder ängstlich und reagieren dann möglicherweise mit Knurren, Zwicken, hektischem Verhalten oder Weglaufen.

Bei vielen Beißvorfällen unter Hunden ist ein kastrierter Hund beteiligt. Nicht immer sind es dabei die kastrierten Hunde, die beißen. Aufgrund der gestörten Kommunikation sind auch die unkastrierten Tiere überfordert und es entstehen Konflikte.

Häufig hört man das Argument, dass durch Kastrationen Tumore verhindert würden. Natürlich kann eine Hündin keinen Gebärmutterkrebs bekommen, wenn sie keine Gebärmutter mehr hat. Doch zahlreiche Studien weltweit belegen inzwischen, dass Kastrationen das Krankheitsrisiko für andere Krebsarten, Geschwüre und Gelenkschäden erhöhen sowie negativen Einfluss auf das Immunsystem haben. Bei Hündinnen kann das Fehlen des weiblichen Geschlechtshormons Östrogen zu Knochenschwund (Osteoporose) führen.

Gemäß einer Studie des Tiermediziners Benjamin L. Hart von der veterinärmedizinischen Universität Kalifornien traten Mastzellentumore, welche sich auch in der Faszie befinden, nur bei frühkastrierten Hunden auf. Zudem ergab die Studie, dass die Balance des Hormonhaushalts sich zugunsten der energiefreisetzenden Stresshormone, wie Cortisol, verändert. Dies führt zu einer Anhäufung dieser Hormone und infolgedessen zu einer Übersäuerung des Körpers, die auf Dauer das gesamte System belastet.

Anhand der Datensätze von 759 Hunden konnten Hart und sein Team nachweisen, dass Frühkastrationen nicht vor Krebs schützen. Stattdessen hatten die Tiere vermehrt Probleme mit den Kreuzbändern, litten doppelt so häufig unter HD und erkrankten dreimal häufiger an Lymphdrüsenkrebs. Auch andere Krebsarten traten häufiger auf.

2014 veröffentlichte die Tiermedizinerin Christine Zink die Ergebnisse einer Studie an 2505 Jagdhunden unter dem Titel: "Einschätzung des Krebsrisikos, Erkrankungsalter und Verhaltensstörungen bei kastrierten Viszlas". Hierbei handelt es sich wohl um die bislang umfangreichste Arbeit zur Kastration von Hunden. Auch hier waren die Ergebnisse gleichermaßen erschreckend wie eindeutig: Durch eine Kastration besteht sowohl für Rüden als auch für Hündinnen ein erhöhtes Risiko, an bestimmten Krebsarten wie Lymphsarkomen, Milz- oder Mastzelltumoren zu erkranken. Ebenso traten bei den kastrierten Hunden deutlich häufiger Verhaltensauffälligkeiten, wie Angst vor Gewitter, auf.

Sowohl durch eine Kastration als auch durch hohe Auslastung steigt die Menge an energiefreisetzenden Hormonen. Hunde, die beidem ausgesetzt sind, werden somit doppelt belastet. Wer einen kastrierten Hund hat, sollte ihm ein möglichst ruhiges und stressfreies Leben ermöglichen.

Von 2018 bis 2023 führte ich selbst eine Studie durch. Ich hielt die Daten von 800 Hunden fest, nachdem ich diese mithilfe der Fasziendynamik MK behandelt hatte. Dabei unterteilte ich die Tiere in verschiedene Kategorien: männlich und weiblich; kastriert und unkastriert; Alter bei Kastration; Ernährung der Hunde; ob und wie viel Sport sie treiben; ob sie geimpft sind; ob sie aus einem Tierheim stammen; die Rasse und weitere Faktoren. Die Auswertungen meiner gesammelten Daten haben selbst mich überrascht. Von den 800 behandelten Hunden waren lediglich zwei Tiere gesund bzw. wiesen keinerlei Beschwerden auf.

Bereits vor 2018 fiel mir bei der Behandlung kastrierter Hunde immer wieder auf, dass betroffene Rüden häufig Probleme mit dem Kreuzbein und Hündinnen Probleme mit der Lendenwirbelsäule haben. Die Auswertung meiner Studie bestätigte diese Beobachtungen mehr als deutlich.

Die auf der nächsten Seite folgenden Kreisdiagramme verdeutlichen die tatsächlich gravierenden Unterschiede zwischen kastrierten und unkastrierten Tieren. Die vergleichsweise hohe Zahl unkastrierter Hündinnen, die Probleme im Lendenwirbelbereich hatten, hängt aus meiner Sicht ursächlich mit dem häufigen Tragen eines Brustgeschirrs zusammen.

Kreuzbein Probleme
Kastrierte Rüden
4%
96%
Kreuzbein Rotation/Verschiebung
Keine Probleme (Kreuzbein)

Lendenwirbel Probleme
Kastrierte Hündinnen
8%
92%
Lendenwirbel Verschiebung
Keine Probleme (Lendenwirbel)

Auswirkungen von Kastration
800 Hunde
Brustgeschirr
Sport
Patella
Schulter
OP Versp.
Kreuzbein
Lendenwirbel
Hündin kastriert
Hündin unkastriert
Hund kastriert
Hund unkastriert

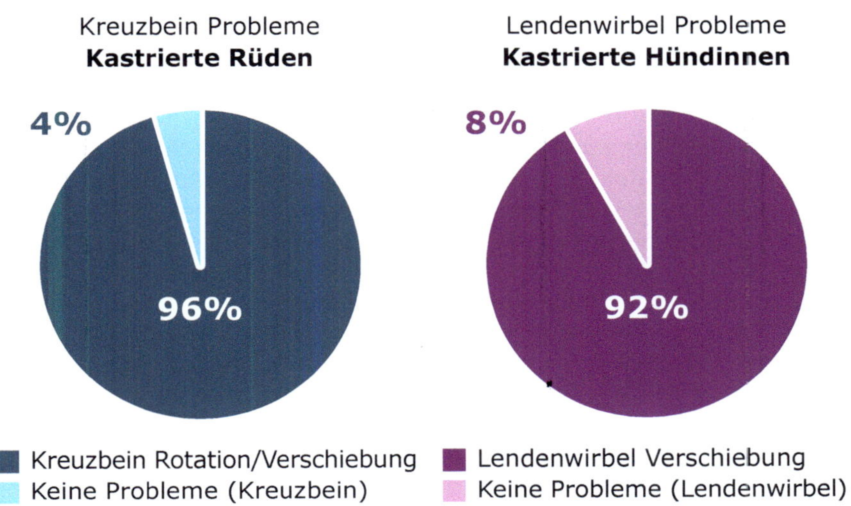

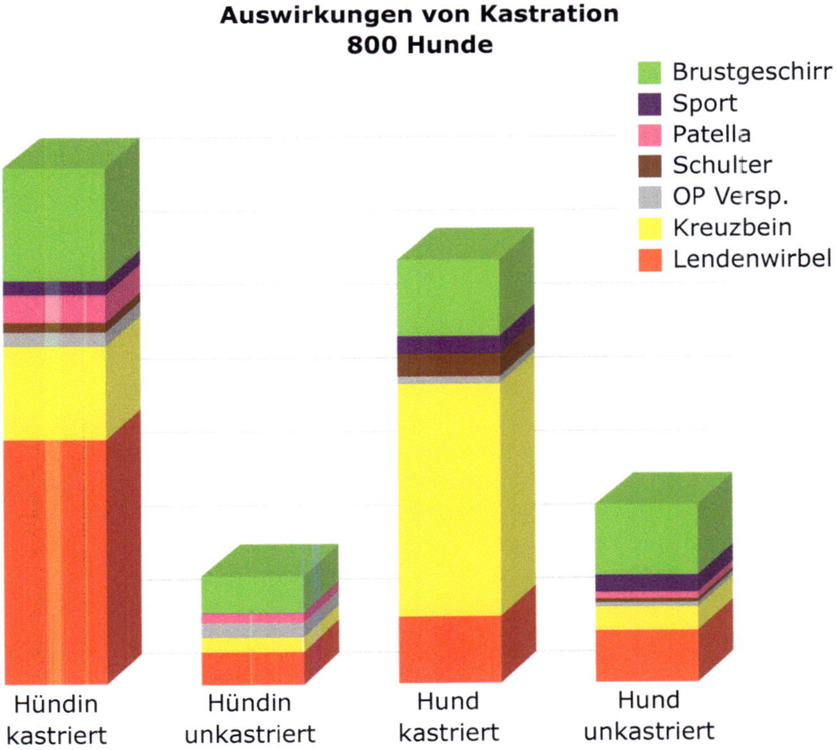

Bei den Rüden neigt das Kreuzbein nach einer Kastration häufig dazu, zu rotieren oder sich zu verschieben, da die Verformung der Faszie sich vom Bereich der Kastrationsnarbe (im Hodenbereich) oft seitlich nach oben zieht. Dies führt wiederum zu mehr oder weniger starken Bewegungseinschränkungen und vor allem zu Schmerzen. Im Alter stellen sich weitere Spätfolgen ein. Hier beobachte ich oft Kreuzschmerzen, schmerzen im Unterleib, Nervenquetschungen, Funktionsstörungen der inneren Organe bis hin zu Koordinationsproblemen und Ähnlichem.

Bei kastrierten Hündinnen liegen die Probleme – wie gesagt – mehrheitlich im Lendenwirbelbereich. Hier fühle ich meist eine Art von deformiertem Strang im Bindegewebe einer Faszie, der sich von der Kastrationsnarbe (unten am Bauch) bis zum Wirbel hinzieht. Die Faszie wurde bei der Operation beschädigt und vom behandelnden Arzt beim Verschließen der Wunde nicht beachtet. D.h., die Faszie wurde entweder beiseitegeschoben und dort einfach "liegengelassen" oder sie wurde irgendwie mit eingenäht. Sehr viele Hündinnen neigen nach einer Kastration an Inkontinenz.

Oft kann ich richtige "Berge" neben der Narbe spüren. Die Funktion der Faszie ist nachhaltig gestört. Sie zieht nun so stark an einer Seite der Lendenwirbelsäule und am Bindegewebe, dass mit der Zeit ein oder mehrere Wirbel regelrecht herausgezogen werden. Ein Osteopath und Chiropraktiker kann diese zwar vorübergehend wieder "zurückdrücken", aber da die Faszie und somit die Ursache für das Ziehen nicht behandelt wurde, treten die Wirbel oft nach wenigen Wochen wieder heraus.

Durch die Behandlung mit Fasziendynamik MK werden die Faszien dagegen neuerlich geschmeidig. Sie produzieren wieder mehr Kollagen und Hyaluronan und man kann erreichen, dass der oder die Wirbel oft von allein wieder in ihre Position zurückfinden (Memory-Effekt). Die besten Erfolge hat man, wenn die Operation noch nicht allzu lange zurückliegt und das Gewebe im Inneren noch nicht falsch zusammengewachsen ist. Wünschenswert wäre, die Narbe etwa eine Woche nach der Operation mit Fasziendynamik MK gezielt und geschult zu behandeln oder am besten gleich bei der OP richtig arbeiten.

5.5. Narben

Das Thema Narbenbehandlung ist sehr komplex. Man muss die verschiedenen Stadien des Heilungsprozesses beachten ebenso wie die Faktoren, die auf die Wundheilung Einfluss nehmen und die Art der Narbe berücksichtigen (handelt es sich um eine nach innen oder nach außen gezogene Narbe?) uvm.. All dies würde den Rahmen dieses Buches sprengen. Im Folgenden beziehe ich mich ausschließlich auf die Behandlung von Narben, die bereits abgeheilt sind, also um die "Entstörung" einer Narbe. Im Kapitel 7.6 folgen dazu einige praktische Anleitungen, die jeder bei seinem Hund umsetzen kann.

Der Hundekörper besitzt die Fähigkeit, Verletzungen und Wunden extrem schnell zu heilen. Sein Immunsystem reagiert nach Operationen oder Unfällen sofort. Weiße Blutkörperchen (neutrophile Granulozyten) und Fresszellen (Phagozyten, Makrophagen) wandern in die Wunde ein und beseitigen Bakterien, Fremdkörper und andere Keime.

Während des gesamten Heilungsprozesses ist das Fasziensystem mit seinen Funktionen sehr wichtig. Es ist sozusagen unser "Bodyguard". Ein Hauptbestandteil unseres Bindegewebes sind die Fibroblasten. Diese Zellen spielen bei der Wundheilung eine zentrale Rolle. Sie bauen unser Bindegewebe permanent um und sorgen dafür, dass sich offene Wunden schließen und die Faszien nicht versteifen. Man kann sich die Fibroblasten als fleißige "Faszien-Ameisen" oder Spinnentierchen vorstellen. Es gilt inzwischen als erwiesen, dass durch Bewegung und Dehnung Wunden schneller heilen. Den Grund dafür entdeckte man unter dem Mikroskop: Die Fibroblasten dehnen sich dabei aus (bis zu 200 Prozent) und senden Signale, die das Gewebe entspannen.

Durch eine Faszienbehandlung nach Operationen oder Unfällen kann der Heilungsprozess unterstützt und die Funktionen der Rezeptoren, der Nerven und die Qualität des Narbengewebes positiv beeinflusst werden. Eine sanfte manuelle Behandlung ist für die "Reifung" der verletzten Stelle und für die spätere Beweglichkeit, Belastbarkeit, Dichte und Empfindlichkeit entscheidend. Es treten weniger Entzündungen während der Wundheilung auf und es entstehen "schönere", nicht so umfangreiche Narben.

All dies erspart dem Hund viele zukünftige Beschwerden, denn im Umfeld von Narben sind die Faszien meist verklebt und verfilzt. Selbst die tiefen Faszien sind betroffen. Nerven werden taub und der Informationsfluss zum Gehirn ist gestört. Narben bilden eine starre Verbindung mit der Haut und können keine Belastungen mehr abfangen. Die ungleichmäßigen Wucherungen und Verwachsungen der Faszien ziehen vielfältige Folgeschäden nach sich bis hin zu Nervenquetschungen, Inkontinenz, Wirbel- und Gelenkverschiebungen, Organstörungen, Koordinationsproblemen und anhaltenden Schmerzen.

Forscher haben nachgewiesen, dass unzählige Schmerzrezeptoren die Faszien durchziehen, was unser Bindegewebe zu unserem empfindlichsten Wahrnehmungsorgan macht. In meiner Praxis erlebe ich immer wieder Hunde, die nach Operationen sehr schmerzempfindlich sind. Sie knurren und lassen sich z.T. an den betreffenden Körperpartien gar nicht mehr berühren. In 95 % der Fälle muss ich dann feststellen, dass Faszien bei einer Operation nicht richtig ausgerichtet und/ oder falsch zusammengenäht wurden. Durch Fasziendynamik MK kann man dem Hund eine gewisse Erleichterung und Schmerzlinderung verschaffen.

Bedauerlicherweise sind Tierärzte und andere behandelnde Spezialisten mit dem Thema „Faszie" noch nicht so vertraut, wie es wünschenswert wäre. In der Medizingeschichte der letzten 100 Jahre waren Faszien stets nur das, was Ärzte abschälten und in den Müll warfen, weil sie diese für bedeutungslos hielten. In vielen medizinischen Fachbüchern wird dieses Thema bis heute ausgeblendet. Es ist an der Zeit, die Faszie "aus dem Mülleimer zu holen", wie der Faszienforscher, Dr. Robert Schleip, immer sagt.

Der operierende Arzt könnte dann bereits bei der Planung der Operation den Verlauf der Faszien und eventuelle Häufungen von Rezeptoren berücksichtigen. Erstrebenswert wäre, dass Schnitte in die Haut und in die Faszien parallel zu den Muskelfasern und den Sehnenkollagenfasern verlaufen. Vertikale Schnitte im 90°-Winkel zu den Muskelfasern zerstören dagegen die Bänder, wodurch die Informationsweitergabe an das Gehirn zukünftig gestört wird mit allen bereits geschilderten negativen Folgen. Vor Abschluss der Operation sollten sowohl die obere als auch die tiefe Faszie in ihre ursprüngliche Position gebracht und dort gewissenhaft vernäht werden. So könnte man dem Hund viele Schmerzen und gesundheitliche Probleme ersparen.

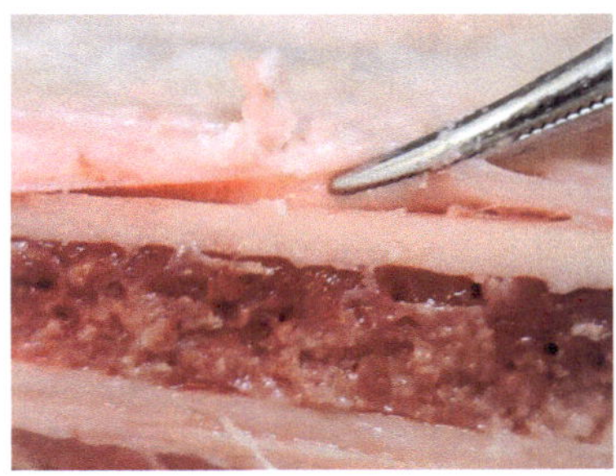
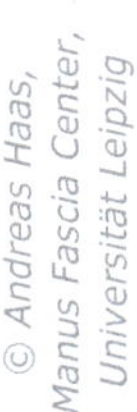

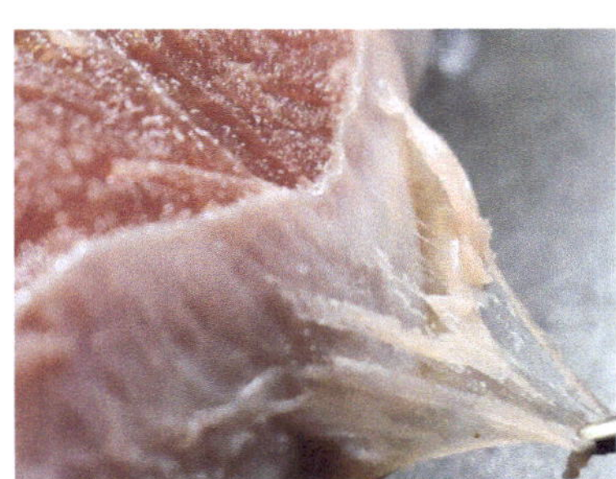

Erfreulicherweise können Faszien auch neue Verknüpfungen erstellen. Dieser Prozess verläuft bei Hunden etwas schneller als bei uns Menschen, ist jedoch trotzdem langwierig.

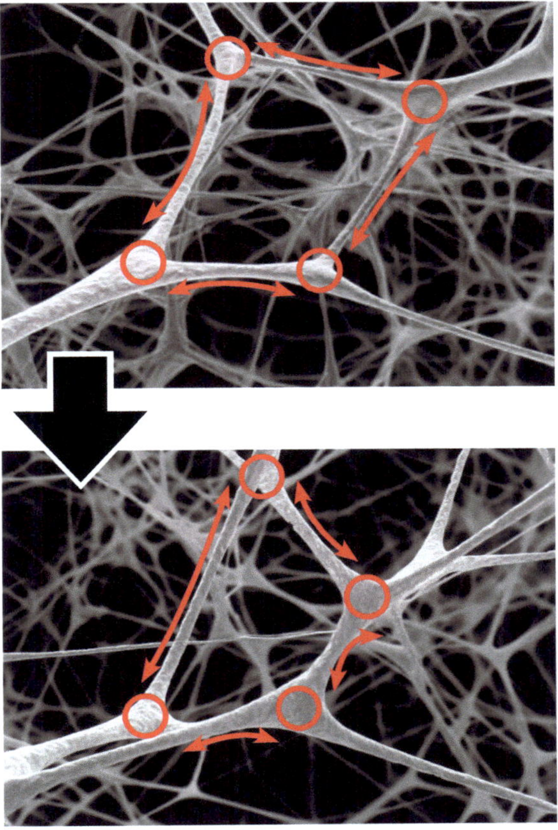

5.6. Fettleibigkeit

In der Natur findet man keine übergewichtigen Tiere. Es gibt kein fettes Reh, keinen fetten Hasen, keine fetten Füchse und auch keine fetten Vögel. Wenn man Wölfe als passendes Beispiel nimmt, gibt es in freier Wildbahn keine moppeligen Individuen. Allenfalls gibt es den "Winterspeck". Ansonsten tritt Fettleibigkeit in der Natur erst gar nicht auf, weil das Futter artgerecht und nicht immer im Überfluss vorhanden ist. Doch selbst bei zeitweiligem Überangebot - z.B., wenn sich Straßenhunde von Abfällen eines Restaurants bedienen können - fressen sie nur so lange, bis ihr Magen gefüllt ist und verdauen danach ausgiebig. Ein fetter Wolf könnte nicht jagen und würde das Rudel schwächen, da er wie ein krankes Rudelmitglied beschützt werden müsste. Aus diesem Grund gehen trächtige Wölfinnen auch nicht mehr auf die Jagd, sondern bleiben fast ausschließlich im Bau.

Die Zahl übergewichtiger Haustiere steigt dagegen stetig an. Wie auch bei uns Menschen hat dies gravierende gesundheitliche Auswirkungen. Mögliche Folgen können Diabetes, Herzerkrankungen, Arthrose, Atemprobleme und Bluthochdruck sein. Das zusätzliche Gewicht belastet Knochen und Gelenke.

Bei übergewichtigen Hunden wird die Schicht des Fettgewebes immer dicker. Der Körper bildet weitere Fettzellen, die sich dann regelrecht übereinander "stapeln". Dadurch wird die Verbindung zwischen den Faszien und der Unterhaut überdehnt. Diese Überdehnung kann sogar chronisch werden. Die Folge sind Störungen der Funktion des Bindegewebes sowie des Informationsflusses zum- und vom Gehirn. Die Hunde können sich schlechter bewegen, da sowohl Koordination als auch Reaktion auf Außenreize eingeschränkt sind.

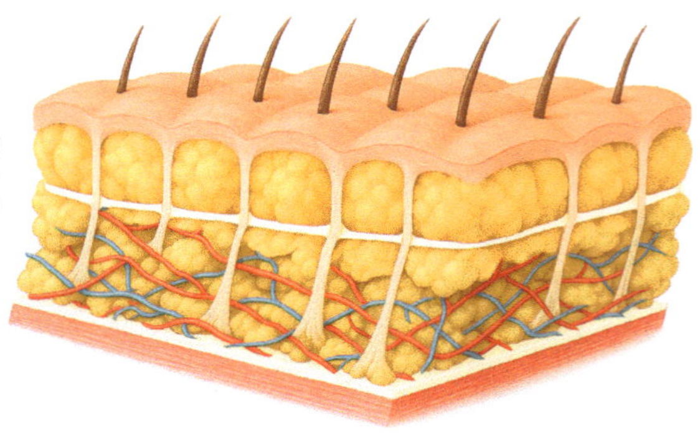

Die Fettgewebeschicht wird immer dicker, was die Verbindung zwischen den Faszien und der Unterhaut überdehnt.

5.7. Ernährung

Eine ausgewogene, pflanzenbasierte Ernährung ist Voraussetzung dafür, dass die Faszien ihre Funktionen erhalten und ihr Potential zur Regeneration voll entfalten können. Auch hier kam es in den letzten Jahrzehnten zu tiefgreifenden Veränderungen im Leben unserer Hunde.
Seit nachweislich 35.000 Jahren – einige Forscher gehen sogar von 100.000 Jahren aus – leben Hunde in enger Gemeinschaft mit uns Menschen. Sie leben seit Ewigkeiten von dem, was wir ihnen übriglassen, und ihr Verdauungssystem ist an unsere Nahrung perfekt angepasst. So können Hunde im Gegensatz zum Wolf Stärke aufspalten (Stärke = Form von Kohlenhydraten). Sie sind also in der Lage, Getreide und andere kohlenhydratreiche Lebensmittel (aufgeschlossen – z.B. Nudel) zu verstoffwechseln.

Heute ist fälschlicherweise die Überzeugung weit verbreitet, dass gesunde Hundenahrung hauptsächlich aus Fleisch bestehen sollte. Doch wann in den letzten 10.000 Jahren wurden Haushunde mit Fleisch gefüttert? Die Antwort lautet: So gut wie nie. Fleisch war stets ein Luxusgut. Selbst Bauern aßen meist nur am Sonntag Fleisch. Wenn ein Mal im Monat Schlachttag war, dann bekamen auch die Hunde etwas ab und da auch meist die Innereien.

Die früheren Hofhunde teilten sich die Reste der Nahrung sogar mit den Schweinen aus dem gleichen Trog. Sie wurden gesund alt und erreichten oft ein Alter von 18 bis 21 Jahren. Starb ein Hund im Alter von 13 Jahren, dann wurde dies mit dem Satz kommentiert: "Er war ERST 13 Jahre alt." Heute lautet der Satz: "Er war SCHON 13 Jahre alt."

Die Futtermittelindustrie hat sich in den letzten 30 bis 40 Jahren zu einem lukrativen Wirtschaftszweig entwickelt. Seither werden Hunde zunehmend kränker. Tierische Nebenprodukte, wie zermahlene Schweineruten, Nägel, Schnäbel und Borsten, also Abfälle, die Unternehmen eigentlich kostenpflichtig entsorgen müssten, landen in der Nahrung unserer Hunde.

Auch Wölfe sind nicht vorwiegend Fleischfresser. Ich bezeichne sie lieber als Beute- oder Aasfresser. Ihre Beutetiere sind hauptsächlich Pflanzenfresser. Wölfe reißen Beutetiere auf und fressen sie von innen nach außen. D.h., sie beginnen mit den Innereien (wie Magen und Mageninhalt) und nehmen dadurch auch die vorverdaute Pflanzen-Nahrung auf. Diese besteht aus Blättern, Gräsern, Wurzeln, Wildpflanzen,

Kräutern, Pflanzensamen usw.

Das Fleisch der Beutetiere wird vorzugsweise erst verzehrt, wenn es sich in Aas verwandelt hat. D.h., es hat dann bereits Fliegen angezogen, seine Farbe in ein dunkles Lila gewechselt und Verwesungsbakterien haben ihre Arbeit begonnen. In Tierparks kann man oft beobachten, dass Wölfe, Löwen und andere Beutefresser Fleischbrocken lange Zeit liegen lassen oder vergraben. Erst wenn die Verwesung eingesetzt hat, beginnen sie, daran zu zupfen oder sie auszugraben. Daher sind Medienberichte irreführend, wonach Wölfe einfach aus Spaß mehrere Schafe reißen, um sie dann fast vollständig liegen zu lassen. Ein Wolf denkt nicht wie ein Mensch und ist nicht hinterhältig. Stattdessen bedient er sich am „Buffet" und wählt das Beste und Wertvollste für sich selbst aus, nämlich die Innereien mit der vorverdauten Pflanzennahrung. Wenn der Bauer die toten Schafe liegen ließe, würde der Wolf nach ein paar Tage wieder kommen und das Aas fressen.

Wölfe spielen eine zentrale Rolle im Ökosystem als wichtige Aasfresser. Sie fressen ihre Beute nicht vollständig, sodass viele andere Tiere wie Raben, Füchse, Marder, Bussarde und Wildschweine von den Resten profitieren können. Sie fressen sich also von innen nach außen (vorverdaute Pflanzennahrung) und das Fleisch lassen sie liegen, bis es zu Aas wird. Studien aus dem Białowieża-Wald zeigen, dass jährlich etwa 89 kg Kadaver pro Quadratkilometer zur Verfügung stehen, wovon Aasfresser rund 75 kg verwerten. Wölfe öffnen Kadaver und machen so Fleisch für kleinere Tiere zugänglich.

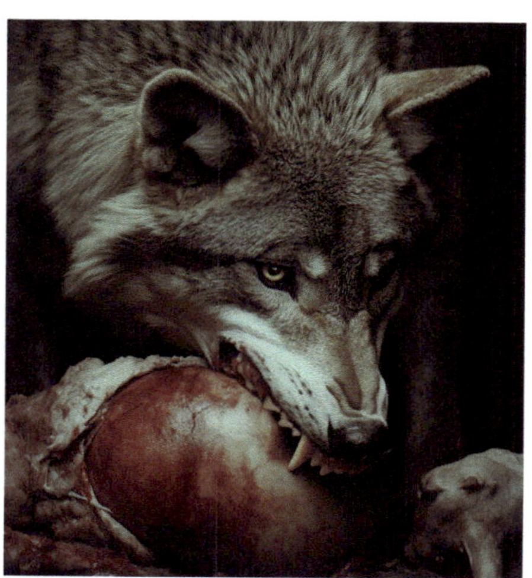

Die Verwertung von Kadavern durch Wölfe und andere Aasfresser sichert die Zersetzung von Biomasse und bietet Nahrung für zahlreiche Arten, vor allem im Winter. Wölfe sind damit nicht nur effiziente Jäger, sondern tragen auch wesentlich zur Balance in der Natur bei. Da Hunde eng mit Wölfen verwandt sind, teilen sie deren Rolle als bedeutende Aasfresser und darum ist es wichtig unsere Hunde so gut wie es nur geht richtig zu ernähren.

Aus dem gerade Geschilderten ergeben sich aus meiner Sicht für
eine artgerechte und natürliche
Ernährung unserer Hunde zwei
Hauptkriterien: Ihre Nahrung sollte pflanzenbasiert und möglichst
"vorverdaut" (sprich: gedünstet
oder gekocht) sein. So kommt
man dem vorverdauten Mageninhalt einer Beute (Pflanzenfresser)
noch am nächsten.

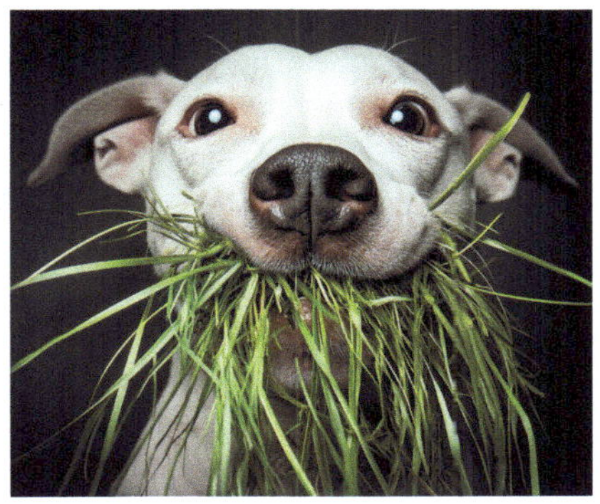

Ein hoher Fleischanteil in der Nahrung führt zu einer Übersäuerung. Um
diese abzupuffern, benötigt der Organismus Basen. Diese entzieht er
z.B. den Zähnen oder den Knochen in Form von Mineralstoffen. Folgen
einer anhaltenden Übersäuerung können Sodbrennen, Zahn- und Gelenkprobleme, vorzeitige Alterung, Stoffwechselstörungen bis hin zu
Krebserkrankungen sein. Wenn Hunde häufig und ausgiebig Gras fressen, ist dies meist ein Zeichen für Übersäuerung. Oft ist der Fleischanteil in der Nahrung zu hoch.

Schauen wir noch einmal in die Geschichte: Seit Zehntausenden Jahren werden Hunde mit Getreideprodukten gefüttert, teilweise fast ausschließlich. So bekamen Arbeitshunde in der Antike verschiedene Brot-
sorten, die mit Molke abgekocht wurden. Jagdhunde bekamen in der
Regel überhaupt kein Fleisch. Auch im Mittelalter war – wie bei den
Menschen – Getreide das bestimmende Nahrungsmittel. Das übliche
Hundefutter war ein Brei aus Wasser und Brot, der "Schlampe" genannt
wurde.

Rohfütterung (BARF) ist keineswegs eine natürliche Ernährungsform
für Hunde. Sie können rohe Nahrung oft nicht aufschließen und richtig
verdauen. So wird rohes Getreide von vielen Hunden nicht vertragen,
in gekochter oder gebackener Form (Nudeln, Pizza, Brot) aber sehr
wohl, da es aufgeschlossen ist und die Hunde es assimilieren können.

In der Geschichte der Menschheit gilt die "Erfindung" des Kochens als
ein besonderer Fortschritt. Erst durch das Erhitzen wurden viele Lebensmittel genießbar. Keime und Erreger wurden abgetötet und die
Verdaulichkeit der Nahrung verbessert. Hunde haben sich immer an
die menschliche Entwicklung angepasst. Sie waren bei all dem unsere
engen Begleiter. Warum wollen wir sie plötzlich davon ausschließen?

Fazit: Die beste Ernährungsform für unsere Hunde besteht seit Menschengedenken darin, dass wir ihnen die Reste unserer (hoffentlich gesunden) Nahrung geben. Weder Salz noch Gewürze sind dabei für die Tiere schädlich. Im Gegenteil, Kräuter und Gewürze helfen z.B. bei der Abwehr von Parasiten. Je "kunterbunter" wir füttern, desto umfassender wird der Nährstoffbedarf gedeckt, selbst bei Welpen und stillenden Müttern. Teures Welpenfutter u.ä. wird somit überflüssig. Es kann mit einer abwechslungsreichen Ernährung ohnehin nicht mithalten. In der Natur hat ein Rudel nicht mehr Jagd-Erfolg, nur weil er Welpen hat – also ist auch 5 mal am Tag füttern irrelevant.

Als Faustregel gilt dabei: Was uns Menschen schadet, schadet auch den Hunden (zu viel Zucker oder Speisesalz). Auch Hunde können an Diabetes erkranken. Einziger Unterschied ist, dass Hunde ihre Nahrung nicht lange kauen und schneller schlucken, so dass bei Süßigkeiten die Zähne dem Zucker nicht so ausgesetzt sind. Bei Salz sollte man naturbelassene Salze wie z.B. Steinsalz, Wüstensalz, Himalaya Salz...etc. verwenden, diese sind für den Hund sogar gesund. Auch für Wildtiere werden Salz-Lecksteine aufgestellt. Herkömmliches raffiniertes Salz besteht fast ausschließlich aus Natriumchlorid. Naturbelassenes Salz hat unzählige Mineralstoffe und Spurenelemente, die der Hund braucht.

Immer wieder wird gewarnt, dass einzelne Lebensmittel (z.B. Weintrauben, Knoblauch, Schokolade, Avocado) unseren Hunden schaden. Viele dieser Warnungen sind meiner Überzeugung nach übertrieben, da die Hunde unwahrscheinlich große Mengen davon zu sich nehmen müssten, um einen Schaden zu erleiden. Es muss sich niemand sorgen, weil sein Hund mal ein paar Stücke Schoko-Marmorkuchen, einige Weintrauben oder eine Aprikose samt Kern (Blausäure) verschluckt hat. Avocados enthalten Persin, welches in größeren Mengen tödlich sein kann. Allerdings findet man es hauptsächlich im Kern und in den Blättern des Avocadobaums. Im Fruchtfleisch ist es kaum vorhanden und ich kenne keinen Fall, in dem ein Hund nach dessen Verzehr gestorben wäre. Meine Hündin frisst Avocado direkt aus der Schale und ist gesund und munter - und das bereits seit 15 Jahren. Unser 17 Jahre alter Rocky liebt Schokoschnitten. Pathos – 2 Jahre alt - nimmt sich ab und zu ein paar Weintrauben.

In Rosinen oder Trauben wurde bisher keine spezifische toxische Substanz identifiziert, die für Hunde gefährlich wäre. Es wird vermutet, dass die Unverträglichkeit bei manchen Hunden auf individuelle Faktoren zurückzuführen ist, wie z. B. Diabetes oder das Fehlen eines Enzyms, das Schwefel in Rosinen abbaut. Schwefelhaltige Trockenfrüchte können daher bei empfindlichen Hunden Übelkeit, Erbrechen und andere Beschwerden auslösen. Die Reaktionen sind individuell unterschiedlich und könnten genetisch oder stoffwechselbedingt sein. Während einige Hunde Rosinen ohne Probleme fressen können, reagieren andere bereits auf geringe Mengen mit schwerwiegenden Symptomen wie lebensbedrohlichem Nierenversagen.

Oft wird argumentiert, dass die in Weintrauben und Rosinen enthaltene Oxalsäure für die Gefährlichkeit verantwortlich sei, da sie Nierenversagen verursachen kann. Diese Erklärung ist jedoch fragwürdig, da Weintrauben nur etwa 77 mg Oxalsäure pro Kilogramm enthalten. Im Vergleich dazu haben Karotten ähnliche Werte (65 mg), während andere Lebensmittel wie Rote Bete (1810 mg), Mandeln (fast 5000 mg), Cashewkerne (ca. 2500 mg), Mango (6500 mg), Rhabarber (4600 mg), Spinat (4400 mg) und Sauerampfer (5000 mg) deutlich höhere Konzentrationen aufweisen. Dennoch wird vor diesen Lebensmitteln nicht in vergleichbarer Weise gewarnt, obwohl sie ein Vielfaches an Oxalsäure enthalten. Dies wirft Zweifel auf, ob Oxalsäure tatsächlich die Hauptursache für die Toxizität von Trauben und Rosinen bei Hunden ist.

Laut der Vetpharm der Universität Zürich liegt die Gefahr von Kakao für Hunde im hohen Gehalt an Theobromin, einer Substanz, die Hunde nur langsam abbauen können. Kakaobohnen enthalten zwischen 1,5 und 3 % Theobromin, was bedeutet, dass roher Kakao etwa 14 bis 35 mg Theobromin pro Gramm enthält. Der Gehalt variiert jedoch je nach Schokoladensorte. Milchschokolade enthält vergleichsweise wenig Theobromin mit etwa 1,5 bis 2 mg pro Gramm, während dunkle Schokolade zwischen 5 und 8 mg pro Gramm aufweist. Kochschokolade liegt bei etwa 14 bis 16 mg pro Gramm, und besonders hohe Werte findet man in 90%-iger Schokolade mit bis zu 26 mg pro Gramm. Weiße Schokolade hingegen enthält praktisch kein Theobromin.
Die minimale letale Dosis Theobromin beträgt 100 mg/kg Körpergewicht p.o. beim Hund. Die tödliche Dosis, bekannt als LD50, liegt im Bereich von 250 bis 500 mg pro Kilogramm. Leichte bis mäßige Symptome bei Hunden können bereits ab etwa 20 mg pro Kilogramm Körpergewicht auftreten.

Für einen Hund mit ca. 30 Kilogramm Körpergewicht würde dies einer tödlichen Menge von etwa 9000 mg Theobromin entsprechen. Ein Hund müsste also erhebliche Mengen an Schokolade konsumieren, um ernsthaft gefährdet zu sein. Beispielsweise wären über 4,5 Kilogramm Milchschokolade notwendig, um die tödliche Dosis zu erreichen. Selbst bei dunkler Schokolade wären es mehrere Tafeln. Ein kleiner Schokoladen-Nikolaus enthält in der Regel so wenig Theobromin, dass er weder ernsthafte Symptome noch Gefahren für den Hund verursacht. Dies ist natürlich immer je nach Größe und Empfindlichkeit des Hundes zu beurteilen.

Bei anderen Lebensmitteln wie Knoblauch müsste der Hund (je nach Studie) bis zu 50 Gramm pro Kilogramm Körpergewicht fressen, um die Zellwand der roten Blutkörperchen tatsächlich zu schädigen. Bei einem 40 kg schweren Hund wären das mindestens bis zu 2 kg Knoblauch an zwei aufeinanderfolgenden Tagen. Die Zellwand würde sich selbst dann größtenteils wieder regenerieren, wenn anschließend keine weitere erhöhte Knoblauchzufuhr stattfindet. Also mit den üblichen Haushaltsmengen sind wir weit entfernt von jeder Gefahr. Die Gewürze, die wir in unserem Essen verwenden, spielen bei den verwendeten geringen Mengen eher eine positive als eine negative Rolle.

Deutlich warnen möchte ich vor Birkenzucker (Xylit). Dieser führt beim Hund zu einer massiven Insulinausschüttung und damit zu einer lebensbedrohlichen Unterzuckerung. Anzeichen dafür sind Zittern, Krämpfe, Erbrechen, Schwäche und unkoordiniertes Gehen. Selbst geringe Mengen an Xylit genügen, dass der Hund ins Koma fällt und es in Folge zu akutem Leberversagen kommt. In einem solchen Fall sollte umgehend ein Tierarzt aufgesucht werden.

In den letzten Jahrzehnten kam es zu einer weiteren tiefgreifenden Veränderung im Leben unserer Hunde: Sie müssen sich ihre Nahrung zunehmend erarbeiten. Während sie früher einfach in der Nähe der Menschen herumlagen und fraßen, was diese hinterließen, werden sie heute oft zu ständig wiederkehrenden Übungen gezwungen, um ihr Futter zu bekommen. Dies hat sowohl psychische als auch physische Folgen für die Hunde und verursacht ihnen nicht selten Stress. Die negativen Auswirkungen auf ihre Gesundheit, auch auf ihre Nerven und Faszien, wird meist gar nicht wahrgenommen. Mir stellt sich ernsthaft die Frage, ob sich unter diesen Bedingungen die Hunde vor tausenden von Jahren uns Menschen überhaupt angeschlossen hätten. Einen Hasen können sie sich schließlich auch selbst fangen.

Wir Menschen werden für unsere Arbeit mit Geld entlohnt. Das Geld der Hunde ist die Nahrung. Aus Hundesicht ist derjenige, der die Nahrung erarbeitet, für die Versorgung des Rudels zuständig. Somit ist es nicht verwunderlich, dass Leckerli-Training den Jagdtrieb steigert. Der Hund übernimmt die Nahrungskompetenz im Rudel und nicht wenige Hunde sind damit überfordert.

Hinzu kommt, dass Hunde während des Trainings oft ins "Sitz" gezwungen werden. Dies ist eine Haltung, die Hunde natürlicherweise sehr selten einnehmen. Darauf gehe ich im folgenden Abschnitt ausführlich ein. Was ist, wenn man keine Zeit zum Kochen hat oder mal nichts im Hause ist, was für den Hund "abfällt"? Dann kann man hochwertiges, chemiefreies Biofutter aus dem Handel verwenden. Auch Obst- und Gemüseflocken, oder gedünstete Gemüse gemischt mit ein bisschen Bio-Nassfutter, oder Joghurt zum Abschmecken belebt die Darmflora. Gemüseflocken sollten jedoch zuvor längere Zeit in Wasser eingeweicht werden, um der vorverdauten Nahrung ähnlich zu sein.

Grundsätzlich denke ich, dass wir uns nicht ständig den Kopf über das Füttern unserer Hunde zerbrechen und das teuerste Futter kaufen müssen. Was vorhanden ist, wird gefüttert. Und wer dabei abwechslungsreich und "durcheinander" füttert, macht vieles richtig. Wird der Hund zu dick, bekommt er weniger, wird er zu dünn, bekommt er mehr - so einfach ist das. Wir leben und unser Hund lebt mit uns. Je entspannter wir dabei sind, umso mehr kommt auch unser Hund zur Ruhe. Das Thema Fressen sollte nicht in erster Linie Stress bedeuten, sondern etwas Schönes und Angenehmes sein – für uns beide.

5.8. "Sitz"

Das Kommando "Sitz" hat enorme Auswirkungen auf den Bewegungsapparat eines Hundes. Wie in Kapitel 4.9 bereits beschrieben, dauert es bis zu 18 Monate, bis das Skelett eines Hundes vollständig entwickelt ist. Solange die Wachstumsfugen noch vollständig oder teilweise offen sind, ist jeder falsche Zug an Sehnen und Faszien kontraproduktiv und kann zu Verschiebungen und späteren Schäden führen. Das Hinsetzen erfordert viel Muskelkraft, welche Welpen und Junghunde besonders im Kniebereich noch nicht haben. Die Kniescheibe (Patella) bildet sich gerade erst aus, was leicht zu Deformierungen führen kann.

Doch die Ausbildung eines Hundes mit zahllosen „Sitz!"-Kommandos beginnt heute bereits im Welpenalter. Während einer Trainingseinheit muss er sich möglicherweise 10 bis 20 oder sogar 30-mal hinsetzen. Es ist dann kein Wunder, wenn dieser Hund später Probleme beim Gehen hat. Der Körperbau insbesondere von Welpen und Junghunden aber auch der einiger Hunderassen (z.B. Windhunde) ist nicht zum Sitzen gemacht. Welpen haben dabei regelrecht Schmerzen. Daher beobachten wir oft, wie Welpen ihre Beine schief oder nach vorne ausstrecken und es vorziehen, sich schnell wieder hinzulegen.

Auch ältere Hunde sollten nicht zum Sitzen gezwungen werden und keine unnötigen Kommandos erhalten. Sie haben im Alter bereits Muskulatur abgebaut und leiden ohnehin schon häufig unter Schmerzen (wie ältere Menschen eben auch). Das Sitzen ist sehr unangenehm, und auch das Aufstehen danach erfordert viel Kraft. In mehreren Studien tierärztlicher Hochschulen wurde nachgewiesen, dass erzwungenes Dauersitzen (mehr als einige Minuten am Stück) den Blutkreislauf der Hunde derart beeinträchtigt, dass der Augeninnendruck gefährlich steigt. Geschieht dies häufig, kann sogar eine Erblindung drohen.

Die wohl umfassendste Studie zu diesem Thema ist die Studie der norwegischen Hunde-Expertin Turid Rugaas ("Sit Study"). Über 20 Jahre lang dokumentierten sie und ihre Studentinnen das Verhalten von mehreren Tausend Hunden. Schwerpunkt dabei war der Aspekt: Wie oft setzen sich Hunde im Alltag tatsächlich hin, wenn niemand sie dazu auffordert?

Die Ergebnisse waren eindeutig. Nur gesunde, erwachsene Tiere saßen - aber sehr selten. Hauptsächlich geschah dies, wenn sie etwas in der Ferne beobachteten, um ihren Hals dabei nicht zu sehr krümmen zu müssen. Sowohl beim Wolf als auch beim Hund bilden Kopf und Rücken beim Laufen eine gerade Linie. Diese "Komforthaltung" nehmen sie dann beim Blick in die Ferne durch das Sitzen ein und entlasten dadurch Nacken und Augen. In wenigen Fällen geschah das Hinsetzen beim Übergang vom Liegen zum Stehen oder um jemanden zu beruhigen. Die meisten Hunde saßen jedoch nie, vor allem Welpen oder alte Hunde, kranke Tiere oder Rassen mit einem langen Rücken.

Warum kann ein Hund nicht wählen, ob er sitzen, liegen oder stehen möchte? Ist dies nicht sein gutes Recht? Es genügt doch, wenn er z.B. in einer Ecke der Gaststätte bleibt und ruhig ist. Wie viel mehr Lebensqualität hätten unsere Vierbeiner, wenn wir auf Dressur und Kommandos verzichten und mit unseren Hunden einfach wieder zusammen LEBEN würden!

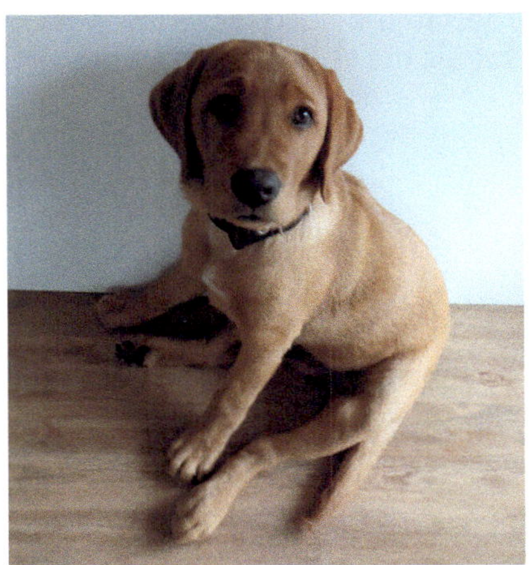
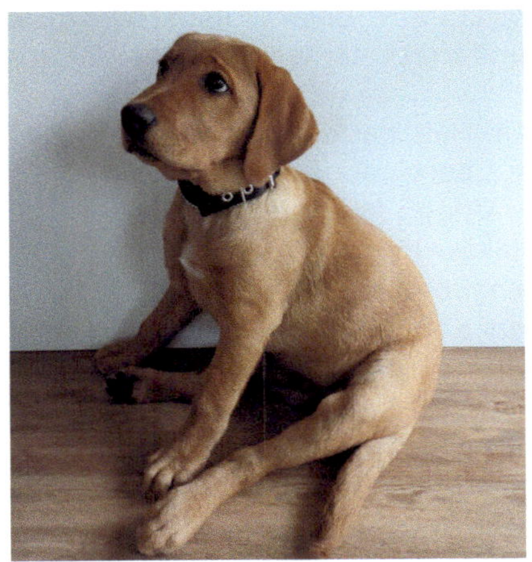

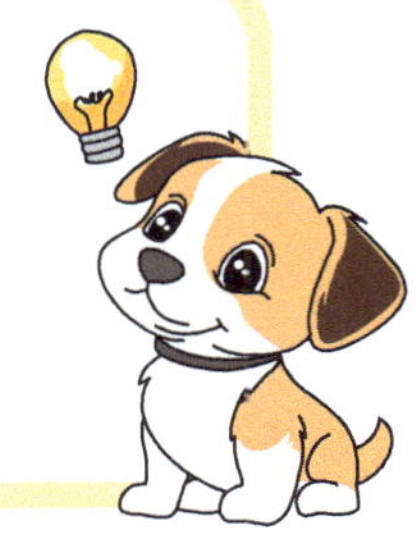

INFO

Mach deine eigene Studie!
Beobachte deinen Hund (wenn er sich
unbeobachtet fühlt).
Wie oft setzt er sich tatsächlich hin?

5.9. Brustgeschirr

Das Brustgeschirr wurde ursprünglich für den Zughundesport entwickelt, um den Druck beim Ziehen des Schlittens gleichmäßig auf die Brust des Hundes zu verteilen. Es entstand dann im privaten Bereich ein gewisser Hype um diese Art der Führung, der am Hund mehr Schaden als Nutzen anrichtet. Meiner Ansicht nach beginnen die Denkfehler bereits dort, wo man bei einem ständig an der Leine ziehenden Hund den Druck verteilen möchte, statt das Leineziehen an sich zu beenden. Sprich: man betreibt Symptom- statt Ursachenbekämpfung.

Außerdem wird kaum beachtet, dass Brustgeschirre zum Ziehen, also für Bewegungen nach vorn entwickelt wurden. Gehen wir mit einem angeleinten Hund spazieren, üben wir jedoch SEITLICHEN Druck bzw. Zug aus. Während dieser Zug beim Halsband auf die Halswirbel einwirkt, wird beim Brustgeschirr die Wirbelsäule belastet. Deren Wirbel sind muskulär weitaus weniger geschützt als die Wirbel im Halsbereich.

Am Hals hat ein Hund viele übereinander gelagerte kräftige Muskeln. Seine Halswirbel sind tief darin eingebettet und mit vielen Sehnen und Bändern gut verankert, wodurch die Nervenenden erst gar nicht bis zur Hautoberfläche kommen. Das ermöglicht dem Hund, den Kopf mit seinem doch beachtlichen Gewicht lebenslang

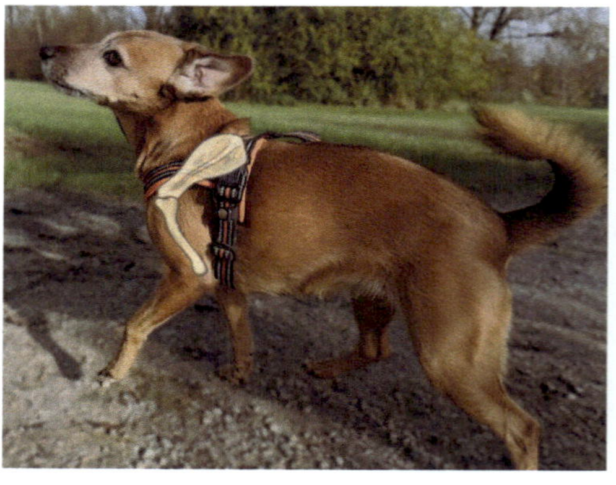

schräg nach vorn zu tragen, eine Beute mit dem Maul zu fangen, diese dank seiner Halsmuskeln unaufhörlich zu schütteln, wegzuschleppen und schließlich riesige Stücke herauszureißen. Seine enorme Beißkraft würde dem Hund nichts nützen, wenn er nicht auch diese ausgeprägte kräftige Halsmuskulatur hätte.

Bei der früher üblichen Polizeihundeausbildung liefen Hunde oft an einer Schleppleine, die am Halsband befestigt war. Ein plötzlicher Stopp bei hohem Tempo führte dann gelegentlich leider dazu, dass sie sich regelrecht überschlugen. Dank ihrer Halsmuskulatur überstanden sie das im Normalfall ohne Schaden. Die Muskulatur der Wirbelsäule wäre einem derart groben und unverantwortlichen Umgang nicht gewachsen gewesen.

Generell sind Blutgefäße, Lymphbahnen und Nerven im Brustbereich weniger gut geschützt als im Halsbereich und werden durch Brustgeschirre eingequetscht und eingedrückt, was auf Dauer zu verschiedensten Krankheiten führen kann.

Wer die Wirkung eines einseitigen Hebels kennt, der weiß, dass bei Zug an der Leine viele Newtonmeter auf die Wirbel wirken. Neben den beweglich eingebetteten zartgliedrigen Wirbeln werden auch die Faszien verschoben. Es kann bereits bei einem einmaligen stärkeren Ruck am Brustgeschirr zu einem nachhaltigen Schaden kommen. Es gibt immer mehr Studien, die das Entstehen solcher irreparablen Schäden am Bewegungsapparat des Hundes belegen. So zeigte eine Studie der Veterinärmedizinischen Universität Wien, dass Blindenhunde, die üblicherweise am Brustgeschirr geführt werden, asymmetrisch deformierte Bewegungsapparate hatten.

Ein weiteres wesentliches Problem bei Brustgeschirren ist, dass diese hinten an den Wirbeln oft einen Ring und/ oder Karabiner haben, welcher auf die Wirbel und deren Nerven drückt/klopft, was zu extremen Schmerzen und Verformungen führen kann. Genau an diesem Ring werden die Hunde seitlich korrigiert oder gezogen. In Folge haben viele Hunde nicht nur verschobene Wirbel, sondern auch Organprobleme. Neben ihrer Funktion als Stützorgan fungiert die Wirbelsäule nämlich als Verteilungsorgan der Energie im Körper. Die Organe werden über die Nervenbahnen im Rückenmark mit dem Gehirn verbunden, wobei den einzelnen Wirbeln bestimmte Organe zugeordnet sind. Werden nun diese Nervenbahnen durch verschobene Wirbel blockiert, kommt es zu Fehlfunktionen der inneren Organe. Die Ursache von Nierenproblemen kann z.B. eine Schädigung der Wirbel L1 bis L3 sein.

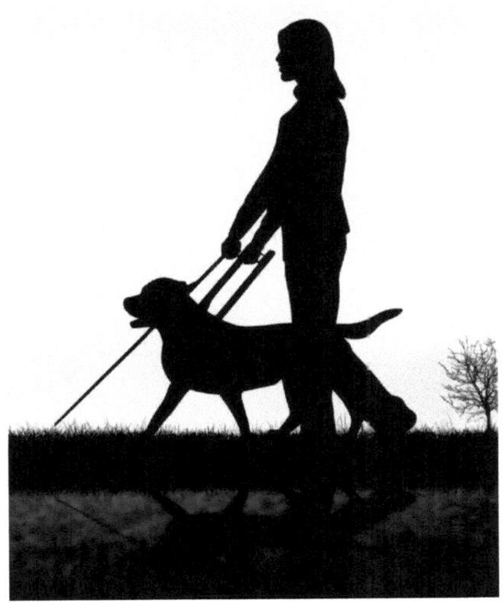

Besonders fatal wirkt sich der Einsatz von Brustgeschirren bei Welpen aus. Die meisten Gelenke und Wachstumsfugen sind erst mit 1 bis 1,5 Jahren vollständig entwickelt und geschlossen. Der epiphysäre (Wachstumsfuge) Wachstumsprozess in der Wirbelsäule ist erst zwischen 18 und 24 Monaten abgeschlossen. Die Wirbelsäule wächst unterschiedlich schnell in verschiedenen Wachstumsstufen und ist bis zur Reifung instabil. Darum kann der Zug am Brustgeschirr in diesem Alter katastrophale Auswirkungen haben. Da die meisten Folgeschäden erst Jahre später sichtbar werden, erkennt kaum jemand den Zusammenhang zwischen diesen Schäden und dem Einsatz des Brustgeschirrs in den ersten beiden Lebensjahren des Hundes.

Die meisten Brustgeschirre sorgen während des Laufens für eine veränderte unnatürliche Körperhaltung des Hundes. Er muss seinen Gang kompensieren und belastet Muskelgruppen, die normalerweise bei diesen Bewegungen nicht involviert wären. Diese Fehlbelastung betrifft auch die Hinterbeine und kann beispielsweise zu einem Schongang führen. In Folge kommt es zu Muskelverspannungen, Ellbogenschmerzen (durch Überlastung der Ellbogen) bis hin zu äußerst schmerzhaften Spreizpfoten und sogar zu Spondylose. Auch hier wird der ursächliche Zusammenhang mit dem Brustgeschirr selten erkannt.

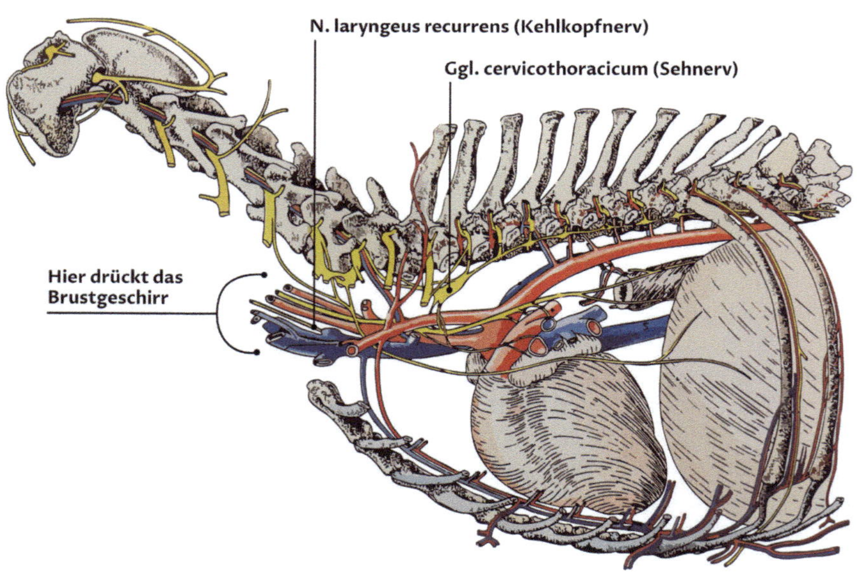

Wer schon einmal eine längere Wanderung mit einem falsch eingestellten Rucksack bewältigen musste, der kann vielleicht die Belastungen und Schmerzen erahnen, die wir unseren Hunden mit z.T. schlecht sitzenden Brustgeschirren zufügen. Oft genügt schon eine Fehleinstellung von ein bis zwei Zentimetern. Viele Brustgeschirre hindern das Schultergelenk daran, richtig zu arbeiten bzw. schränken das Schulterblatt in seiner natürlichen Bewegung ein. Die Bänder blockieren die Blutzufuhr zur Schulter und zu den Vorderläufen. Letztendlich kann dies die Deformation des Schultergelenks nach sich ziehen.

Brustgeschirre in X- und Y-Form ermöglichen zwar eine gewisse Beweglichkeit des Schulterblatts. Doch wenn sie nicht richtig sitzen oder nicht weich genug sind, kann das Y-Brustgeschirr unter den Achseln scheuern und der harte Karabiner zusätzlich oben auf den Wirbeln aufliegen. Dies führt zu einem dauerhaften Klopfen auf die Wirbel oder zu Störungen zwischen den Schulterblättern. Es gilt zu beachten, dass das Brustgeschirr nicht zu weit über dem Brustbein sitzt und in den Halsbereich einschneidet. Dort befinden sich wichtige Nervenzentren und -stränge, die unter anderem für die Augen zuständig sind.

Besonders problematische Modetrends sind Brustgeschirre, die unter dem Hals und über den Vorderbeinen des Hundes eine breite "Querwand" haben, auf denen lustige Aufkleber wie „Mistkübel", „Bodyguard", „Zicke" usw. angebracht werden können. Bei diesen Geschirren genügt bereits das einfache Tragen des Geschirrs, um den Körper des Hundes in Mitleidenschaft zu ziehen. D.h., der Hund muss nicht einmal angeleint sein. Bei längerer Verwendung kann es bereits in jungen Jahren zu irreparablen Deformationen des vorderen Schultergelenks und durch Kettenreaktionen auch zu katastrophalen Schäden am Brustbein und anderen Gelenken kommen.

Welche Auswirkungen haben Brustgeschirre nun auf die Psyche unserer Hunde? Bei den Schlittenhunden lösen die permanenten Nervensignale eine Art Fluchtreflex aus. Der Schlittenhund zieht also genau genommen den Schlitten nicht, sondern er flieht davor (Reflexe des Sympathikus). Oft nehmen diese Hunde dann nicht einmal den Hasen oder das Reh am Rande der Rennstrecke wahr. Während im Halsbereich die Nervenenden hinter der Muskulatur quasi versteckt sind, verlaufen sie im Brustbereich bis direkt unter die Haut und werden durch das Brustgeschirr gereizt. Dieses permanente Reizen des Sympathikus ruft natürlicherweise die Reaktion „Flucht oder Angriff" hervor. Der Hund steht unter erhöhter Anspannung.

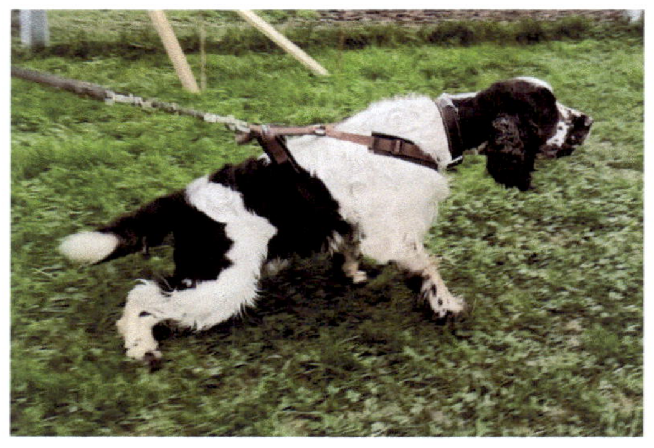

Bereits beim leichtesten Druck durch das Brustgeschirr signalisieren die betroffenen Nerven dem Gehirn: „Ich benötige mehr Kraft!", was das Gehirn nur mit einem Kompromiss beantworten kann. Um den Muskeln die nötige Energie zur Verfügung zu stellen, muss das Hirn die geistige Aufnahmefähigkeit einschränken. D.h., Signale von außen (Kommunikation, Außenreize) können nicht mehr wahrgenommen werden, da die körperliche Leistungsfähigkeit und die geistige Wachheit (Aufnahmefähigkeit) nicht gleichzeitig gesteigert werden können. Sobald also der Hund sich anspannt und ziehen will (Zugreflex), verringert er sein Aufnahmevermögen. Er ist dann nur noch sehr begrenzt in der Lage, seine Umgebung – und dazu gehört auch der Mensch, der ihn führt - wahrzunehmen, Außenreize zu bewerten und zu kommunizieren. Gerade bei der Resozialisierung ängstlicher oder aufgeregter Hunde ist dies ein großer Nachteil. Diese Hunde sollten lernen, Alltagssituationen immer lockerer zu bewältigen, um ihre Angst oder Aufregung nachhaltig zu verlieren. Dazu muss der Hund jedoch geistig "anwesend" und möglichst entspannt sein. Im "Tunnel" des Zug- oder Fluchtreflex ist dies dem Hund nicht möglich.

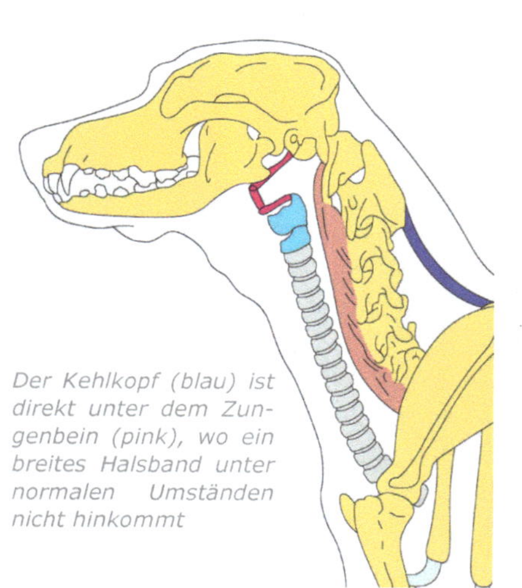

Der Kehlkopf (blau) ist direkt unter dem Zungenbein (pink), wo ein breites Halsband unter normalen Umständen nicht hinkommt

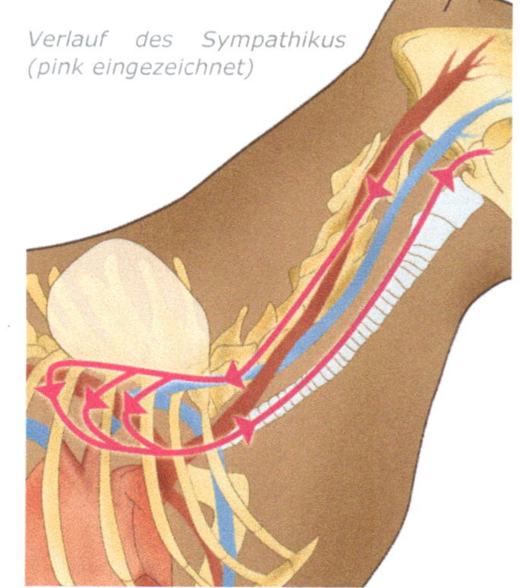

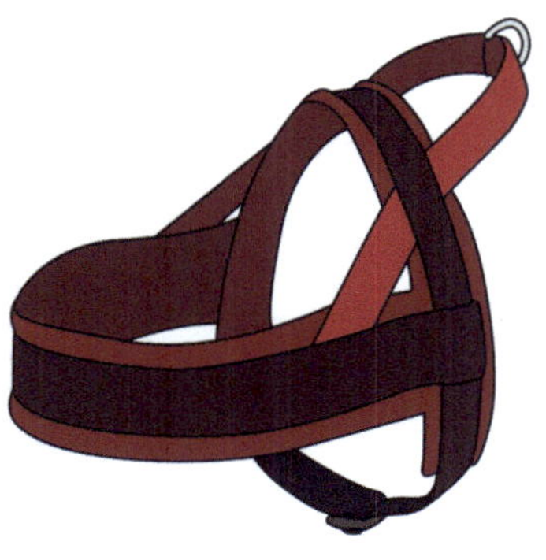

Norwegergeschirr

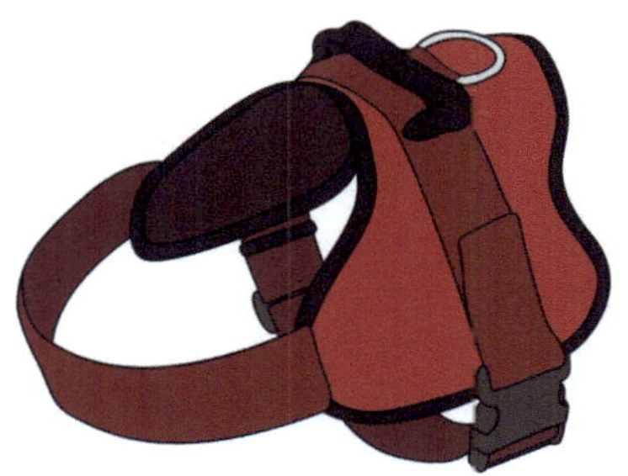

Sattelgeschirr

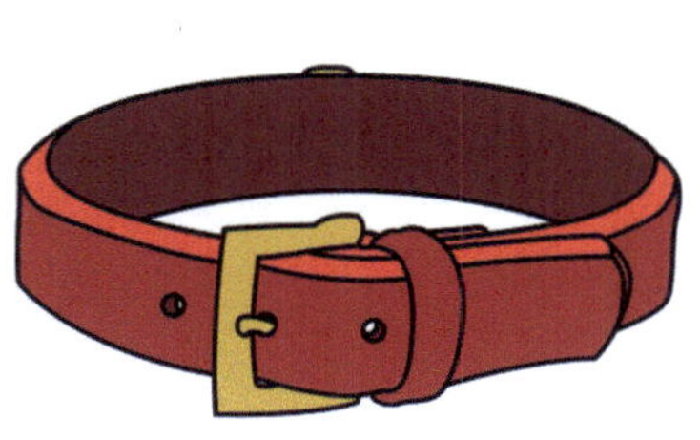

Halsband

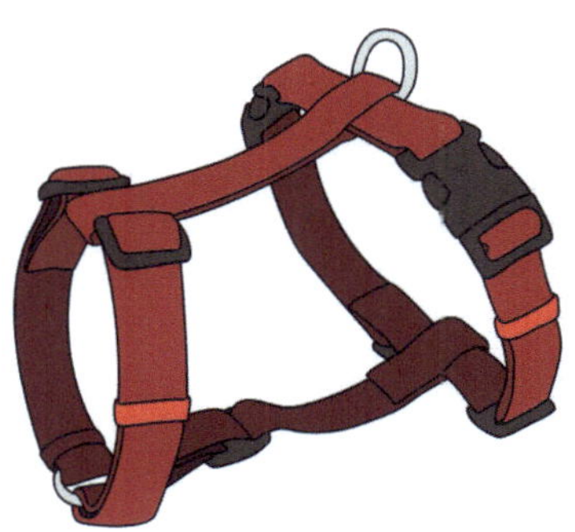

H-Geschirr

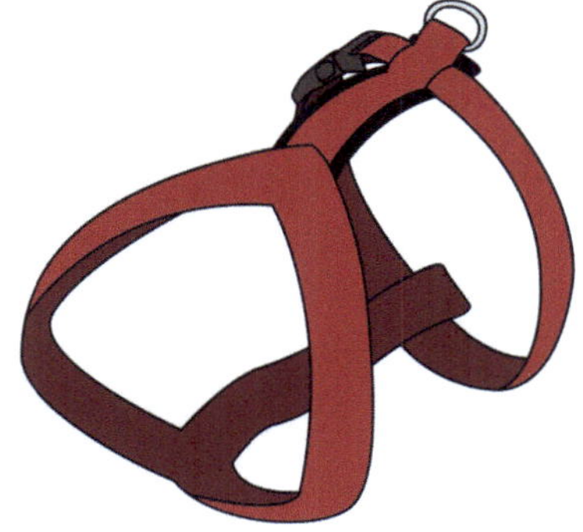

Y-Geschirr

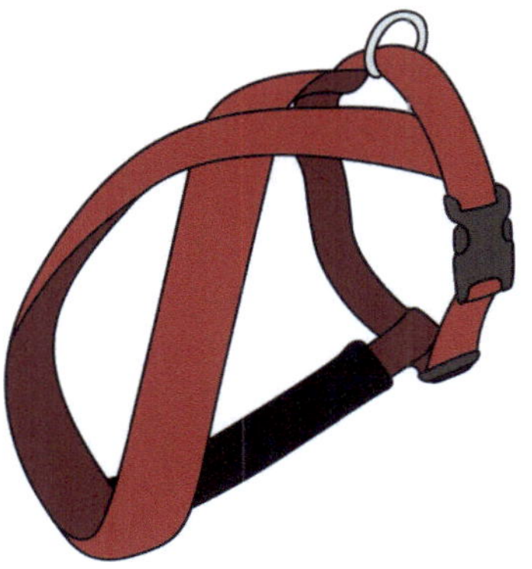

X-Geschirr

Ein innen gut gepolstertes, breites Halsband richtet beim Spaziergehen wesentlich weniger bzw. keine der gerade geschilderten Schäden an. Ausgehend vom jeweiligen Hund sollte das Halsband mindestens so breit wie 1,5 Wirbel sein, damit diese nicht verschoben werden können. Außerdem sollte es locker sitzen, den Hund keinesfalls würgen und ein Zuziehen durch Fixierung oder Zugstopp verhindern. Es ist nicht abzustreiten, dass es in der Vergangenheit Unfälle auch mit Halsbändern gab. Dies lag jedoch meist daran, dass man früher Ketten, Würgehalsbänder und Ähnliches benutzte und den Hund damit unsachgemäß manipulierte.

Wenn Hunde extrem ängstlich sind, erst seit Kurzem im neuen Zuhause leben oder gerne allein jagen gehen, kann der zeitweilige Einsatz eines Brustgeschirrs unumgänglich und für eine gewisse Zeit notwendig sein. Dann empfehle ich ein weiches Geschirr mit großer Schulterfreiheit und einem Ring unten am Bauch. Dort kann man eine leichte 20 m lange Schleppleine befestigen. Hierbei wäre die Leine zuerst durch den Mittleren Bauchgurt einzufädeln und dann vorne am Ring. Falls sich der Ring am Hinteren Bauchgurt unten befindet, könnte an direkt hier die Leine befestigen. So das der Hund die Leine mittig unten zwischen den Hinterbeinen nachschleppt (in diesem Fall sollte man die Leine auch nicht in der Hand halten).

Eine Schleppleine mit einer Länge von 20 Metern ist ideal, da sie den natürlichen Bewegungsradius der meisten Hundetypen berücksichtigt. Hunde beginnen in der Regel erst ab einem Abstand von etwa 8 bis 15 Metern, sich vom „Rudelkreis" zu lösen, um ihren eigenen Interessen nachzugehen. Eine längere Leine ermöglicht es, den Hund kontrolliert bis zu diesem Punkt agieren zu lassen, bevor man eingreift. Dieses Vorgehen ist entscheidend, da das Stoppen des Hundes als eine Form von Kritik verstanden wird, die ihm signalisiert, unerwünschtes Verhalten zu unterlassen.

Mit einer kürzeren Leine (z. B. 5, 8 oder 10 Meter) würde das Stoppen oft in Situationen erfolgen, in denen der Hund kein Fehlverhalten zeigt. Dies könnte zu Stress führen, da der Hund die Kritik nicht mit einem konkreten Verhalten in Verbindung bringen kann. Eine 20-Meter-Leine verhindert zudem unnötiges Abbremsen oder Stolpern, wenn der Hund sich normal verhält.

Aus Sicht des Hundes entspricht der Abstand von 8 bis 14 Metern seiner natürlichen Rudelposition, in der er beginnt, sich vom Menschen als „Rudelmitglied" zu lösen. Eine längere Leine bietet daher genug Spielraum, um rechtzeitig und gezielt auf das Verhalten des Hundes zu reagieren – sei es aus Gründen der Erziehung oder Sicherheit.

Am allerbesten ist es natürlich, wenn der Hund sich so oft wie möglich frei bewegen kann. Leider ist dies in unserer Gesellschaft, vor allem in den Städten, immer schwieriger zu realisieren.

5.10.   Sympathikus & Parasympathikus

Das Nervensystem der Hunde ist unserem menschlichen Nervensystem sehr ähnlich. Auch beim Hund gliedert sich das vegetative Nervensystem u.a. in den Sympathikus und den Parasympathikus. Es steuert alle lebenswichtigen Grundfunktionen, die unbewusst, also willkürlich ablaufen wie die Atmung, die Verdauung und den Stoffwechsel.

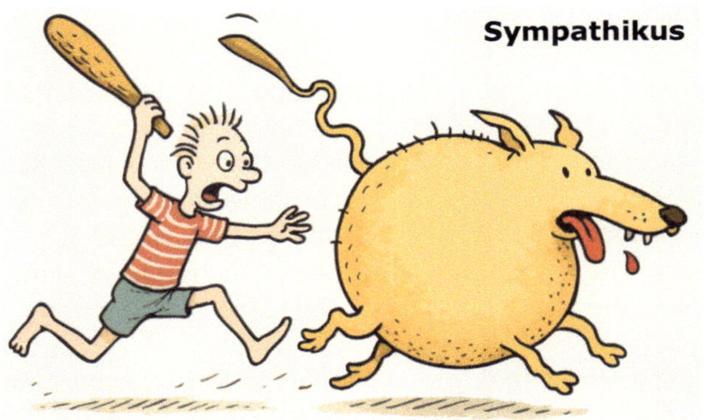

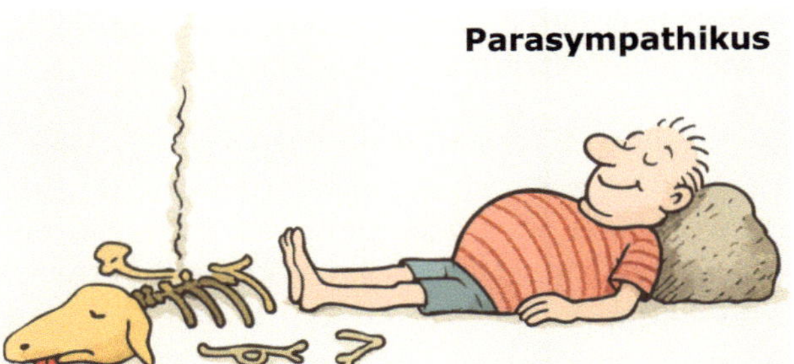

Der Sympathikus, auch "sympathisches Nervensystem" genannt, steuert die Leistungssteigerung in Stresssituationen. Er mobilisiert Energie für Notfallsituationen (Kampf, Flucht). Er hat seinen zentralen Sitz im Rückenmark und ist von hier aus mit den einzelnen Organen verbunden (z.B. Darm, Bronchien, Augen, Blutgefäße). Um den Organismus auf Flucht oder Kampf vorzubereiten, lenkt er Energie aus den Verdauungsorganen in die Extremitäten. Er sorgt für einen Anstieg der Atemfrequenz, des Blutdrucks, des Blutzuckers, der Herzfrequenz und für eine Erweiterung der Pupillen, der Herzkranzgefäße und der Bronchialäste. Gleichzeitig hemmt das sympathische Nervensystem die Drüsentätigkeit, die Darmbewegung sowie die Darm- und Blasenentleerung. Es sorgt für die Sekretion des Stresshormons Adrenalin. Sympathikus wird aktiv, wenn sich unsere Hunde im Stress befinden (Sport, Training ect …).

Der Parasympathikus ("parasympathisches Nervensystem") ist der Gegenspieler des Sympathikus und wirkt ausgleichend. Seine Ursprungszentren liegen im Hirnstamm und im Kreuzbeinbereich des Rückenmarks. Sein wichtigster Nerv ist der Vagusnerv (Nervus vagus).

Der Parasympathikus ist für Erholung, Entspannung und das Anlegen körpereigener Reserven zuständig. Er lenkt wieder mehr Blut zu den Organen und Energie in die Verdauung. Er regt die Drüsentätigkeit sowie die Darm- und Blasentätigkeit an, sorgt für eine Verengung der Herzkranzgefäße, der Bronchialäste und der Pupillen und verlangsamt Herzschlag und Atmung. Zudem unterstützt er das Wachstum bei jungen Hunden und die Muskelentspannung im Tiefschlaf.

Sind Hunde in einer sicheren Umgebung, können sie sich entspannen und den sozialen Austausch ohne Stress genießen. Parasympathische Fasern schütten dann Acetylcholin aus, einen wichtigen Botenstoff für den Informationsaustausch zwischen den Zellen. Dies ist essenziell für einen reibungslosen Ablauf von Zellteilung und Gefäßregeneration.

Sympathikus und Parasympathikus können nicht zur selben Zeit aktiv sein. Während des Trainings ist z.B. der Sympathikus aktiv, d.h. die Magen-Darm-Tätigkeit des Hundes wird gehemmt. Aus diesem Grund ist es Unsinn, den Hund während sportlicher Aktivitäten mit Futter zu belohnen. Dies kann Verdauungsprobleme nach sich ziehen und sogar Allergien auslösen.

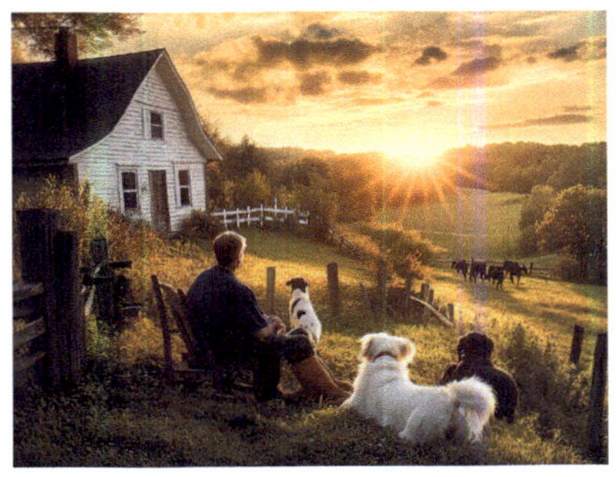

Ein Wolf auf der Jagd geht in Position, läuft, holt sich die Beute und schleppt sie zur Seite. Während all dieser Aktivitäten ist der Sympathikus aktiv (Verdauung herabgesetzt). Dann kommt der Wolf langsam zur Ruhe, erholt sich, frisst und verdaut anschließend im Parasympathikus (Drüsen- und Verdauungstätigkeit angeregt)!

Wenn sich auch unsere Hunde öfter im Parasympathikus-Modus befinden würden, könnten sie ihren gesamten Organismus regenerieren, ihre "Akkus" aufladen, Energie besser speichern und aggressive, giftige und verbrauchte Substanzen abtransportieren und ausscheiden. Diese Ruhephasen sind einfach Balsam für Seele und Körper.

Nach dem Fressen braucht dein Hund Ruhe, um zu verdauen und seinem Körper die nötige Regeneration zu ermöglichen. Lass ihn sein Futter in entspannter Umgebung und ohne Druck oder Kommandos genießen. Wenn er fertig ist, sollte er die Möglichkeit haben, sich an einem ruhigen Ort zurückzuziehen, wo er sich gemütlich hinlegen und schlafen kann.

In dieser Phase ist der Parasympathikus – der Teil des Nervensystems, der für Erholung und Regeneration zuständig ist – aktiv. Dein Hund kann sich vollständig entspannen, seine Nahrung verdauen und neue Energie tanken. Es ist wichtig, diese Ruhezeiten zu respektieren und keine Aktivitäten zu verlangen, die ihn unnötig aufregen oder stressen könnten.

Diese bewussten Phasen der Ruhe nach dem Essen unterstützen nicht nur die körperliche Gesundheit deines Hundes, sondern fördern auch sein allgemeines Wohlbefinden. Diese Ruhe kannst du deinem Hund immer wieder gönnen, auch ohne Futter – einfach nur so. Es heißt ja Haus- und Hof-Hund und das Sprichwort: „Der faule Hund" kommt auch nicht von irgendwo her. Das passt schon so.

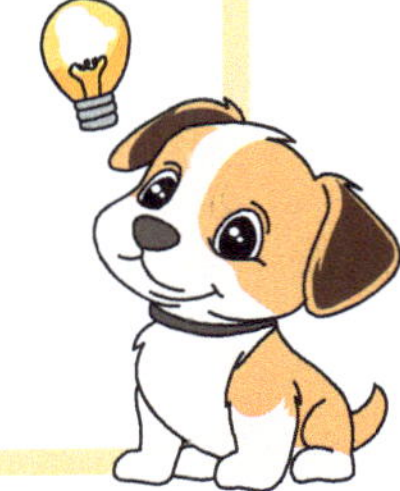

Früher lebten Hunde eng mit den Menschen zusammen und schlossen sich ihnen an, weil sie dort eine verlässliche Nahrungsquelle fanden. Das Futter fiel sozusagen gratis ab, und es bestand eine natürliche Gemeinschaft zwischen Mensch und Hund. Es war ein Zusammenleben, das auf gegenseitigem Vertrauen beruhte. Die Hunde liefen nicht weg, sie waren einfach da, und niemand stellte sich Fragen wie: Hat der Hund heute schon gefressen?

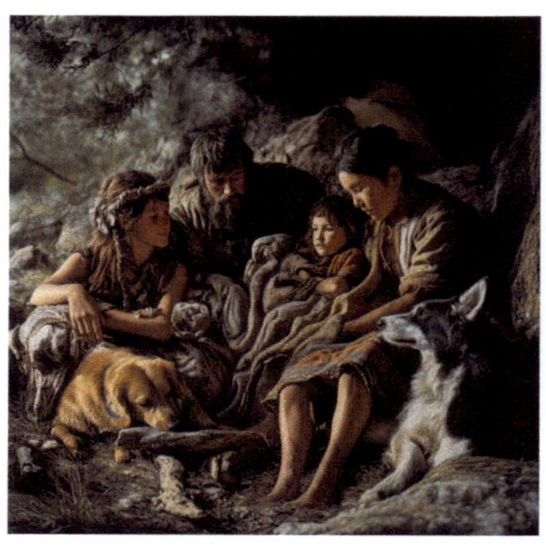

War er schon spazieren? Diese Gedanken gab es nicht – das Leben verlief instinktiv und im Einklang mit der Natur.

Heute hat sich das Zusammenleben grundlegend verändert. Hunde müssen Gehorsam und Kunststücke zeigen, um an ihr Futter oder ein Leckerli zu kommen. Sie werden in einen strukturierten Tagesablauf gezwungen, oft mit einem vollen „Kalender" aus Trainingseinheiten, Spielstunden und festen Fütterungszeiten. Diese zivilisatorischen Veränderungen bringen Stress mit sich, der vielen Hunden nicht guttut. Hier stellt sich die berechtigte Frage: Hätten sich Hunde unter diesen Bedingungen vor tausenden von Jahren überhaupt dem Menschen angeschlossen? Schließlich könnten sie sich ihre Nahrung – etwa einen Hasen – auch selbst erjagen.

Das einst natürliche Gleichgewicht zwischen Mensch und Hund ist heute oft gestört. Die ständige gedankliche Kontrolle, die Sorgen um den Hund und die durchgetakteten Abläufe erzeugen eine energetische Überfrachtung. Der Hund wird nicht mehr einfach als Begleiter im Alltag wahrgenommen, sondern als Projekt, das optimiert und versorgt werden muss. Dabei war es genau diese unaufdringliche, harmonische Koexistenz, die das Band zwischen Mensch und Hund ursprünglich so stark machte. Es wäre sinnvoll, sich darauf zurückzubesinnen und den Hund wieder mehr Hund sein zu lassen – mit weniger Druck, weniger Erwartungen und mehr natürlichem Vertrauen.

5.11.   Faszien und Stress

Nicht nur für uns Menschen, sondern auch für unsere Hunde gehören Stress und Reizüberflutung leider oft zum Alltag. Straßenlärm, Baulärm, eine gestiegene Zahl an Artgenossen in der Umgebung, gestresste und überforderte Halter, Tierarztbesuche, Umzüge, familiäre Veränderungen, Leinenzwang, Überforderung bei Training und Auslastung, unentdeckte Krankheiten und Schmerzen – dies sind nur einige Beispiele von Stressoren im Alltag unserer Hunde.

In der freien Natur würde ein Hund sich NUR bewegen, um Nahrung zu beschaffen. Wenn ein Hunderudel eine große Büffelkuh erlegt, bleibt es an dieser Stelle, bis alles aufgefressen ist. Erst dann startet es zur nächsten gemeinsamen Jagd. Die Idee, bei ausreichend vorhandener Nahrung spazieren zu gehen, um das Wetter zu genießen oder neue Eindrücke zu sammeln, würde einem Hund nie kommen. Noch viel weniger würde er joggen gehen oder neben einem Fahrrad herlaufen. Der Hund ist ein Kurzstreckensprinter. Er lauert seiner Beute auf, sprintet hin, fängt sie (das dauert keine ganze Runde im Park und schon gar nicht in gleichmäßigem Schritt), läuft mit der Beute noch ein Stück weiter (Trägheitsprinzip) und schleppt sie dann an einen Ort, wo er sich erholt und ausruht. Hier frisst er seinen Fang dann in aller Ruhe.

Nicht jede Art von Stress ist negativ. Es gibt auch positiven Stress, den sogenannten Eustress, der zwar auch mit Anstrengung verbunden ist, den aber Hunde gut bewältigen können. Nach Eustress fühlen sie sich wohl und zufrieden. Ein Beispiel dafür ist das Spiel der Welpengeschwister in sicherer Umgebung. Sie sind aktiv, toben sich aus und üben Jagdtechniken.

Leider befinden sich unsere Hunde immer seltener im Parasympathikus-Modus, also im Modus der Entspannung und Regeneration. Vielen Hunden gelingt – wie auch vielen Menschen - das Umschalten von Spannung auf Entspannung nicht mehr. Chronischer Stress kann krank machen und ihr Leben verkürzen. Der Körper kann zwar einiges an Stress aushalten, jedoch nur für eine bestimmte Zeit. Irgendwann sind die Ressourcen des Körpers, die er braucht, um die Stressreaktionen auszugleichen, aufgebraucht. Darunter leidet besonders das Immunsystem.

Was genau geschieht im Körper des Hundes, wenn dieser chronisch unter Stress steht?Der Hormonhaushalt wird gestört. So erhöht sich z.B. die Ausschüttung des Stresshormons Cortisol, was sich sowohl auf die Psyche als auch auf die Physis des Hundes auswirkt. Ein dauerhaft hoher Cortisolspiegel kann zu Angststörungen, Niedergeschlagenheit, innerer Unruhe und Anspannung führen. Der Hund ist nervös, kann sich nicht konzentrieren und zeigt u.U. sogar aggressives Verhalten. Cortisol unterdrückt das Immunsystem, erhöht Blutdruck und Blutzucker, baut körpereigene Eiweißspeicher ab und hat negativen Einfluss auf die Knochenbildung. Auch die Ausschüttung entzündungsfördernder Proteine (proinflammatorischen Zytokinen) ist bei Stress erhöht.

Bei längerer Stressatmung atmet der Hund zu wenig CO_2 aus, wodurch der pH-Wert im Gewebe sinkt. Ein Indikator für Übersäuerung beim Hund ist z.B. ausgiebiges Grasfressen. Durch den gesunkenen pH-Wert kommt es zu Verklebungen, die wiederum Auswirkungen auf Stoffwechsel, Zellgesundheit, Funktion der Organe und natürlich auch auf die Faszien haben.

Wenn durch anhaltenden Stress das natürliche Atemmuster aus dem Gleichgewicht gerät, kann eine gezielte fasziale Unterstützung im Brustbereich helfen. Dabei werden die beteiligten Muskelgruppen im Bereich des Brustkorbs und zwischen den Rippen sanft aktiviert, um die natürliche Beweglichkeit beim Atmen zu fördern. Die Technik setzt auf einen rhythmischen Wechsel aus lockerndem Druck beim Ausatmen die entsprechende Faszie entlang und einer sanften Dehnung beim Einatmen. So wird die Atmung vertieft, was den Stoffwechsel anregt und die Sauerstoffversorgung verbessert. Auch bei Hunden, die aufgrund ihrer Zucht anatomisch eingeschränkt sind, kann diese Anwendung zu spürbarer Erleichterung führen.

Wenn die Fasern in der Faszie durch Stress erregt werden, setzen sie Substanzen frei, die zu einer Kontraktion (Zusammenziehen) der Blutgefäße führen. Dies stört die Durchblutung und erhöht den Puls. Die Faszie versteift sich und Kollagenfasern werden unkontrolliert gebildet. Die Anzahl der Myofibroblasten, die für Wundheilung und Narbenbildung zuständig sind, steigt stark an. All dies führt zu einer Art unkontrollierter "Narbenbildung", also zu großflächigen und schmerzhaften Verhärtungen in den Faszien. Dies erlebe ich bei meiner Arbeit immer wieder.

Eine dauerhafte Spannungserhöhung im Gewebe kann außerdem zu einer erhöhten Zellteilung, sprich zur Entstehung von Tumoren führen. Eine Studie aus den USA fand heraus, dass die Aggression eines bösartigen Tumors deutlich abnahm, wenn man ihn in weiches Bindegewebe gab. Wenn man dagegen einen weniger aggressiven Tumor in harte Faszien (Bindegewebe) einbettete, nahm das Tumorwachstum rapide zu. Das zeigt deutlich, wie wichtig es ist, dass wir unsere Hunde „weich", also stressfrei halten.

Auch dabei kann Fasziendynamik MK ganz praktisch unterstützen. Durch gezielte Behandlung entlang des Vagusnervs kann man den Stress des Hundes reduzieren. Besonders die Behandlung der oberen und unteren Faszie an Rücken und Bauch kann helfen, den Sympathikus herunterzufahren und den Hund zu entspannen.

Um entspannte, glückliche, körperlich und psychisch gesunde Hunde zu haben, müssen wir im Alltag kein großartiges Actionprogramm veranstalten. Das Wertvollste, was wir unseren Hunden geben können, sind soziale Nähe, Ruhe und Sicherheit – also all das, was auch uns Menschen guttut.

Als Beispiel dazu möchte ich von zwei Bekannten berichten, die seit Jahren Huskys züchten. Bei beiden leben an die 20 Hunde. Der eine (A) ist sowohl im Winter als auch im Sommer ständig mit seinen Gespannen unterwegs. Der andere (B) fährt so gut wie nie Schlitten, sondern seine Hunde leben das ganze Jahr über zu Hause im Garten, wo sie tun und lassen können, was sie möchten. Wenn man bei ihm zu Besuch ist, will man gar nicht glauben, dass im Garten fast 20 Hunde leben. Man hört und sieht nichts von ihnen. Sie liegen einfach entspannt irgendwo hinter den Bäumen. Das Erstaunliche ist, dass der ÄLTESTE verstorbene Hund von A gerade einmal 14 Jahre alt wurde. Seine Tiere leiden oft unter Tumoren. Im Alter von 8 Jahren werden sie bereits aus dem Sport und aus der Zucht genommen. Die Hunde von B dagegen sind gesünder und agiler. Hier erreichte der JÜNGSTE verstorbene Hund das Alter von 14 Jahren.

5.12.   Fellpflege

Diese bemerkenswerte Aufnahme einer Thermokamera zeigt einen Bolonka Zwetna, der sich bei 30 Grad Celsius im Freien aufhält. Da sein Körper zum Teil rasiert ist (heller Bereich), kann man hier im Vergleich deutlich erkennen, wie das Fell des Hundes die Temperatur reguliert. Im Sommer fungiert das Fell für den Hund als Schutz vor der Sonne, die so nicht direkt zur Haut durchdringt und im Winter bleibt die Wärme unter dem Fell gespeichert und es ist kuschelig warm am Körper. Das Fell des Hundes wirkt wie eine Klimaanlage. Wird es komplett abgeschoren, verliert der Hund seinen natürlichen Schutz vor Hitze und Kälte.

Die normale Körpertemperatur des Hundes liegt zwischen 37,5 und 39 Grad Celsius, bei Welpen bei bis zu 39,5 Grad. Ab einer Temperatur von etwa 40 Grad spricht man von Fieber. Steigt die Körpertemperatur über 41 Grad, kann der Zustand für den Hund lebensgefährlich werden. Natürlich ist die Hauttemperatur anders als im Inneren des Körpers, trotzdem sollte man bedenken, dass die Haut des Hundes nicht zu heiß werden darf.

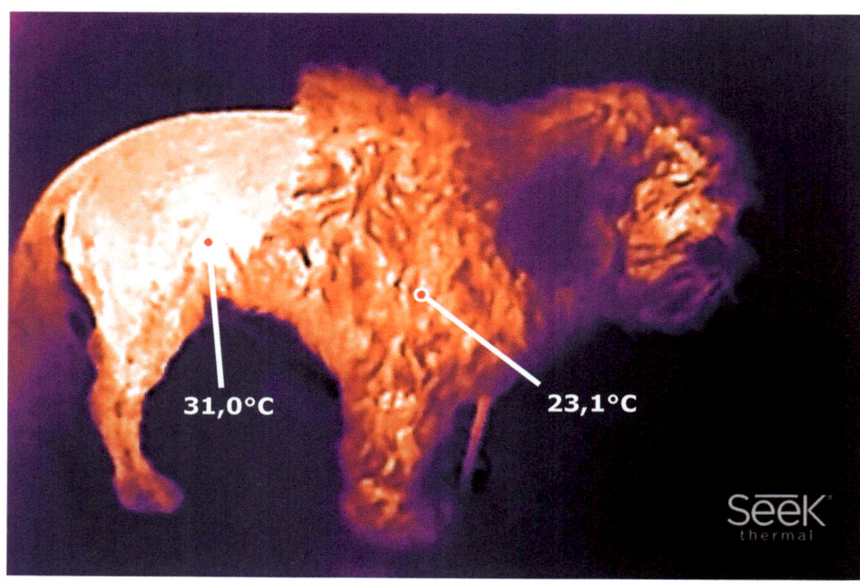

Leider gibt es immer wieder Hundehalter, die der Überzeugung sind, mit einer Rasur ihrem Vierbeiner einen Gefallen zu tun. Persönlich halte ich die Schur für nachteilig für den Hund. Sie schadet der Fellstruktur und zerstört den natürlichen Haarwuchs. Besonders das Deckhaar, das eine wichtige Schutzfunktion hat, wird durch die Rasur stark beschädigt. Langfristig führt das zu Störungen im Fellwachstum. Oft wird nur noch Unterwolle produziert, die das Deckhaar verdrängt, wodurch das Fell seine Schutzfunktion verliert und wollig und lockig wird. Die Thermoregulation funktioniert nicht mehr und die empfindliche Hundehaut wird angegriffen. Parasiten und Bakterien, die Hautkrankheiten hervorrufen, fühlen sich in der schlecht trocknenden Unterwolle wohl.

Die bessere Lösung lautet, die überschüssige Unterwolle zu entfernen. Statt zu scheren, sollten abgestorbene Haare durch Bürsten, Striegeln oder Trimmen entfernt werden. So wird der natürliche Fellwechsel unterstützt und die Haut kann atmen. Wichtig dabei ist: Nicht die Länge des Fells ist entscheidend, sondern die Luftzirkulation zur Haut. Gesunde Haut ist wichtiger als eine perfekte Felllänge. Das Fell des Hundes wurde von der Natur so gestaltet, dass es ihn das ganze Jahr über schützt.

Es ist unbestreitbar, dass die Züchtung einiger Hunderassen in eine problematische Richtung geführt wurde, was bei manchen Tieren durch gezielte Selektion zu gesundheitlichen Beeinträchtigungen führt. Natürlich gibt es auch Rassen, bei denen die Fellpflege so aufwendig ist, dass es kaum praktikable Alternativen gibt, außer das Fell zu kürzen oder zu scheren. Da die meisten von uns keine Angestellten haben, die sich den ganzen Tag um die Fellpflege unserer Hunde kümmern können, bleibt oft keine andere Wahl, als das kleinere Übel in Kauf zu nehmen. So erleichtert man sich die Arbeit und erspart dem Hund mit schwierigem Fell das ständige Ziepen und Gezerre.

Bei langem und feinem Fell ist die Pflege besonders anspruchsvoll: Bürsten, Frisieren und Kämmen nehmen viel Zeit in Anspruch, und nach jedem Spaziergang bleibt alles Mögliche im Fell hängen. Je feiner das Fell, desto mehr bleibt daran kleben – von Kletten bis hin zu Schmutz und kleinen Ästen. Gerade im Winter wird das Problem noch deutlicher, wenn sich Schneebälle im Fell festsetzen und zur Belastung für den Hund werden. Oft bleibt nichts anderes übrig, für den Hund und den Besitzer, als das Fell ca 2x im Jahr zu kürzen um beiden das Leben zu erleichtern.

Ich verstehe diese Herausforderungen gut und habe selbst entsprechende Erfahrungen gemacht. Dennoch sollte das Fell eines Hundes nicht leichtfertig geschoren werden, da es eine wichtige natürliche Funktion hat.

5.13.   Pfoten- und Krallenpflege

Weithin unbekannt ist die Tatsache, dass Hundepfoten in etwa so temperaturempfindlich sind wie unsere menschlichen Füße. Folglich stellt im Sommer heißer Asphalt eine besondere Belastung für Hundepfoten dar. Bei einer Lufttemperatur von 30 °C erhitzt sich der Asphalt bis zu 55 °C. Bei 34 °C kann er bis zu 65 °C heiß werden. Das kann zu schweren Verbrennungen an den empfindlichen Pfoten der Hunde führen.

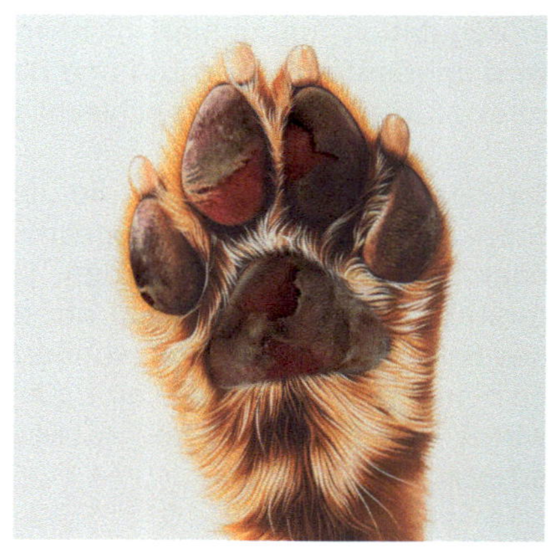

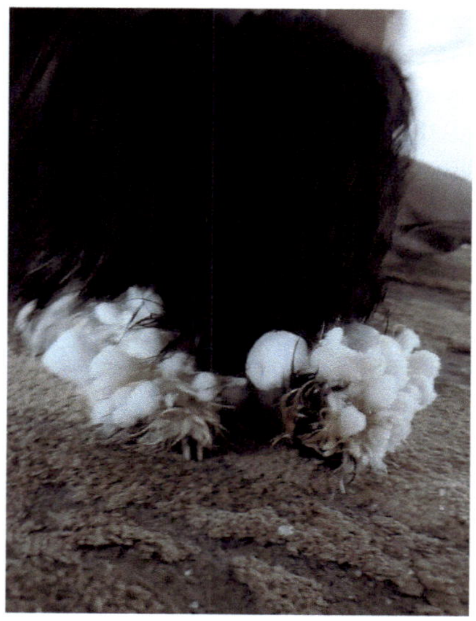

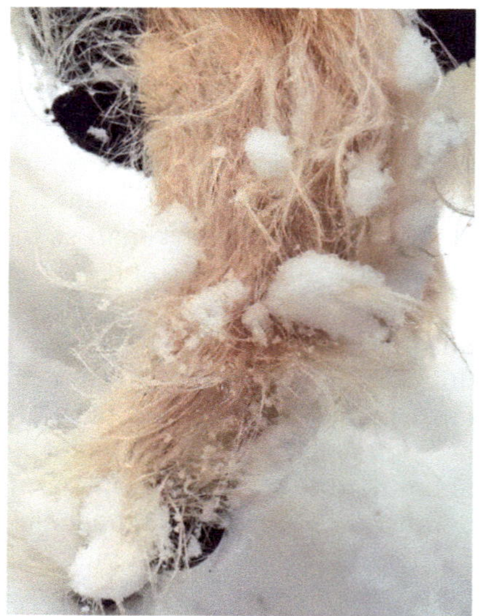

Wie kann man Hundepfoten bei Sommerhitze schützen?

Um die empfindlichen Pfoten deines Hundes vor Hitze zu schützen, ist es am besten, Spaziergänge auf den frühen Morgen oder späten Abend zu verlegen, wenn der Boden noch kühl ist. Tagsüber solltest du heiße Asphaltflächen meiden und stattdessen schattige Wege oder Grasflächen bevorzugen. Bei großer Hitze ist es ratsam, Spaziergänge auf das Nötigste zu beschränken. Schließlich muss der Hund seine Notdurft verrichten – es sei denn, man hat einen Garten, in dem er sich lösen kann.

Nach jedem Spaziergang lohnt es sich, die Pfoten deines Hundes sorgfältig zu überprüfen. Auch wenn er keine Schmerzen zeigt, können Risse, Blasen oder Rötungen auf eine Schädigung hindeuten. Um die Pfoten widerstandsfähiger gegen Hitze zu machen, können spezielle Pfotenbalsame hilfreich sein. Sie schützen vor dem Austrocknen und können bei kleineren Verletzungen wie Rissen schmerzlindernd wirken.

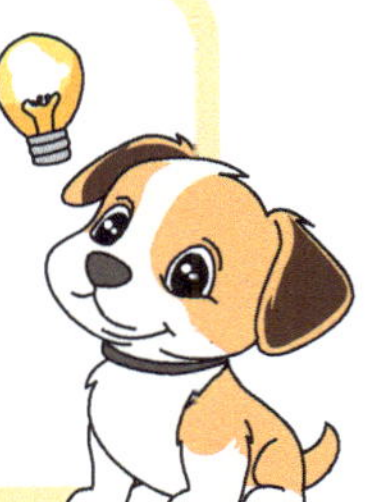

INFO

Wenn der Asphalt zu heiß für dich ist, ist er es auch für deinen Hund. Stelle deinen Fuß 5 Sekunden lang auf den von der Sonne bestrahlten Asphalt, damit du weißt, wie es sich anfühlt!

Und im Winter?

Ebenso benötigen Hundepfoten an frostigen Wintertagen etwas Pflege. Besonders bei langhaarigen Rassen bilden sich oft Schneeklumpen zwischen Ballen und Zehen. Hier kann man gut Abhilfe schaffen, indem man vor jedem Spaziergang die Pfoten einfettet. Durch das Auftragen von Melkfett oder einem anderen Fettprodukt sorgt man für eine Art ‚Fettsocke‘, daran bleibt der Schnee wenig kleben, die gleichzeitig auch vor Streusalz schützt.

Krallenpflege

In der Wildnis laufen Wölfe, Wildhunde und Streuner instinktiv so viel, wie sie brauchen, um ihren Körper fit und gesund zu halten. Neben ausreichendem Freilauf gehört zudem ausgiebiges Graben und Buddeln zum angeborenen Verhalten der Tiere. Auf diese Weise schaffen sie sich z.B. einen gemütlichen Liegebereich im tieferen, kühleren Erdboden, vergraben ihre Beute oder verstecken ihre Jungen. So werden die Krallen ganz natürlich abgenutzt und auf einem gesunden Niveau gehalten.

Hunde brauchen ihre Krallen, um sich effektiv vom natürlichen weichen Boden abzustoßen – ähnlich wie Fußballschuhe, die den Spielern festen Halt und Stabilität geben. Die Krallen bieten den Hunden die nötige Traktion, um sich sicher und kraftvoll zu bewegen und ermöglichen ihnen, sich auch auf rutschigem oder unebenem Untergrund gut fortzubewegen.

Der Alltag unserer modernen Haushunde unterscheidet sich weithin von dieser ursprünglichen Lebensweise und so gibt es immer wieder Diskussionen, ob man folglich die Krallen der Tiere kürzen sollte oder nicht. Nach meiner Erfahrung ist dies nur bei einem Teil der Hunde notwendig. In jedem Fall ist eine natürliche Abnutzung der bessere Weg, um die Krallen auf ihrer natürlichen Länge zu halten. Zum einen sendet das Gehirn (die Natur) nach dem Abschneiden das Signal, dass die gekürzten Krallen nun wieder schneller nachwachsen sollten (in dem Glauben, in einem Gebiet zu sein, wo man viel laufen muss). Zum anderen birgt das Krallenschneiden zahlreiche Risiken. Mit der Länge wächst auch der durchblutete Teil im Kralleninneren stetig weiter. Die Blutzufuhr erfolgt über vier Arterien, die sich durch die gesamte Kralle ziehen, und über schwächere Zehenarterien, die sich bis zum Krallenrand erstrecken. Zusammen mit den Blutgefäßen verlaufen hauchdünne Nerven in der Kralle, die besonders empfindlich auf Verletzungen reagieren. Bei unsachgemäßem Kürzen besteht die Gefahr, dass man Blutgefäße oder Nerven verletzt. So gibt es in den Krallen hauchdünne Nerven, deren Läsion besonders schmerzhaft sind. Manchmal splittern die Krallen beim Schneiden oder brechen ab, was weitere Komplikationen nach sich ziehen kann. Abgesehen davon, wird der Hund in Zukunft Widerstand leisten, da er durch diese schmerzhafte Erfahrung eine Abneigung gegen das Krallenschneiden entwickelt hat.

Trotzdem wird das Krallenschneiden bei einigen Hunden notwendig.

Überlange Krallen beeinträchtigen das Wohlbefinden und die Gesundheit des Vierbeiners. Um Schmerzen zu vermeiden, setzt er seine Pfoten in unnatürlicher Weise auf. Dies erschwert nicht nur das Gehen, sondern kann Gelenkprobleme bis hin zu Arthrose fördern. Deshalb müssen deutlich zu lange Krallen gekürzt werden. Dies darf jedoch nur schrittweise geschehen, da – wie bereits erläutert - auch die Blutgefäße mit herausgewachsen sind. Durch einen schleichenden Rückschnitt bekommen diese die Gelegenheit, sich zurückzuziehen. Hierbei sind hochwertige Krallenscheren zwingend notwendig, damit die Krallen beim Schneiden nicht gequetscht werden. Grundsätzlich darf nur so weit zurückgeschnitten werden, wie es die Blutgefäße erlauben. Bei weißen Krallen ist dies in der Regel gut erkennbar, bei dunklen Krallen wird eine genaue Beurteilung schwierig.

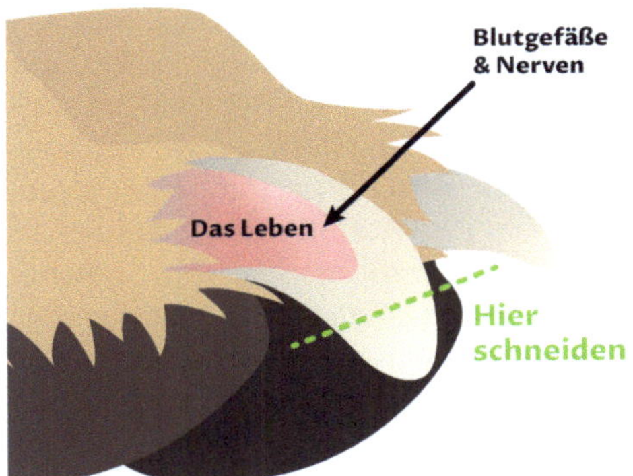

Aus meiner Sicht stellt ein elektrischer Krallenschleifer die weitaus bessere Alternative zu Krallenscheren dar, da hier das Risiko für Verletzungen und Quetschungen wesentlich geringer ist.

Mit einem elektrischen Krallenschleifer sollte man stets nur wenige Sekunden an einer Kralle arbeiten. Durch Reibung entsteht bekanntlich Wärme, so dass bei längerem Schleifen für den Hund ein brennendes Gefühl in der Pfote entstehen kann.

Es gibt auch spezielle Boxen, die dazu dienen, die Krallen spielerisch abzuschleifen. In der Box kann ein gut riechendes Futter oder ein anderer begehrter Gegenstand versteckt sein, der den Hund motiviert, die Box zu öffnen. Die Oberfläche der Box ist mit Schleifpapier beklebt, sodass die Krallen des Hundes beim Kratzen daran, um es aufzumachen, abgenutzt werden.

5.14.   Überhitzung

Viele Hunde lieben ausgiebige Sonnenbäder, die sowohl für ihre körperliche Gesundheit als auch für ihre Psyche sehr förderlich sind. Solange sie die Möglichkeit haben, jederzeit in den Schatten bzw. an einen kühleren Ort zu wechseln, sollten wir nicht eingreifen. Die Tiere spüren selbst, wie viel Sonne ihnen guttut.

Vorsicht ist jedoch geboten, wenn die Vierbeiner der Sonne nicht ausweichen können, wenn sie z.B. im Auto oder auf einer sonnenbeschienenen Fläche eingesperrt sind, oder bei übermäßiger körperlicher Aktivität. Viele Hunde reduzieren ihren Bewegungsdrang bereits bei Außentemperaturen von 22 bis 25 °C. Im Gegensatz zu uns Menschen können Hunde ihre Körpertemperatur nicht durch Schwitzen regulieren. Ihre wenigen Schweißdrüsen, die lediglich an den Pfoten und am Nasenspiegel (Bereich um die Nasenlöcher) sitzen, dienen vorrangig zum Verbreiten von Phermonen (Botenstoffen). Der Schweiß im Bereich der Pfoten ist viel zu gering, um für ausreichend Verdunstungskälte zu sorgen. Deshalb verringern Hunde ihre Körpertemperatur vorwiegend durch Hecheln. Sie können dabei ihre Atemfrequenz auf bis zu 400 Atemzüge pro Minute steigern. Durch Verdunstung von Speichel und Sekreten erfolgt dann die Wärmeabgabe über Lippen und Lefzen, sowie über die Zunge und die Nase. Gelingt ihnen auf diese Weise das Herunterkühlen der Körpertemperatur nicht ausreichend, steigt die Gefahr von Überhitzung oder gar eines Hitzschlags. Rassen mit kurzer Schnauze (Bulldoggen, Boxer, Möpse u.a.) sind hier besonders gefährdet.

Noch immer wird Jahr für Jahr das Auto für ungezählte Hunde zur Todesfalle. Neben überlastungsbedingten Hitzschlägen z.B. beim Hundesport oder beim Laufen am Fahrrad bei sommerlichen Temperaturen (ist in Österreich verboten) ist der Hauptgrund für tödlich verlaufende Überhitzungen das Einsperren der Tiere im Auto. Bereits bei einer Außentemperatur von 20 °C heizt sich das Autoinnere innerhalb von 30 Minuten auf 36 °C und innerhalb einer Stunde auf 46 °C auf. In diesem Temperaturbereich ist der Hund in größter Gefahr, da er seinen Wärmehaushalt nicht mehr regulieren kann und sein Tod voraussichtlich in weniger als einer Stunde eintritt. Bei Außentemperaturen von über 30 °C verkürzt sich die Überlebenszeit des Vierbeiners dramatisch. Eine leicht geöffnete Scheibe oder ein Schälchen mit Wasser sind hier keine Hilfe.

Folgende Symptome sind Anzeichen für einen Hitzschlag:

- starkes Hecheln mit weit heraushängender Zunge
- flache Atmung
- Körpertemperatur über 40 °C
- Erbrechen oder Durchfall
- beschleunigter Puls, rasender Herzschlag
- tiefrote Zunge und blasse Schleimhäute
- glasiger Blick, Bewusstseinsstörungen bis hin zu Bewusstlosigkeit
- vermehrter Speichelfluss
- Unruhe, Zittern, Taumeln bis hin zu Krämpfen

Ab einer Körpertemperatur von 41 bis 43 °C besteht für den Hund Lebensgefahr. Darum ist schnelles Handeln gefragt, sobald man eines oder mehrere der genannten Anzeichen beobachtet. Bei den folgenden Maßnahmen geht es darum, die Körpertemperatur des Hundes zu senken und seinen Kreislauf wieder zu stabilisieren.

Zunächst sollte der Vierbeiner an einen möglichst kühlen Ort gebracht und dort mit Hilfe von kühlem Wasser abgekühlt werden. Sehr wichtig hierbei ist, kein eiskaltes Wasser zu benutzen und zunächst nur die Pfoten bzw. Gliedmaßen des Hundes zu kühlen. Von dort arbeitet man sich allmählich zum Unterbauch und zu den Lenden und schließlich zum Nacken vor. Man kann hierzu einen Wasserschlauch einsetzen oder das Tier mit kühlen, feuchten Handtüchern abdecken, die oft gewechselt werden. Gute Dienste kann zudem ein auf "kalt" gestellter Fön leisten. Eine zu schnelle Abkühlung oder der Einsatz von eisigem Wasser kann den Kreislauf des Hundes überfordern und die angestrebte Wärmeabgabe sogar verringern. Ideal wäre das Abkühlen der Körpertemperatur des Hundes innerhalb von 30 bis 60 Minuten auf normale Werte. Um dies zu kontrollieren, sollte man aller 5 Minuten seine Temperatur rektal messen. Sobald 39 °C erreicht sind, darf nicht weiter gekühlt werden, da sonst eine Unterkühlung des Tieres droht.

Kann der Hund eigenständig trinken (und nur dann!), sollte man ihm zusätzlich lauwarmes Wasser zu trinken geben.

Selbst wenn sich der Vierbeiner durch die genannten Maßnahmen stabilisiert, sollte er möglichst bald einem Tierarzt vorgestellt werden. Ein Hitzschlag kann vielfältige Komplikationen nach sich ziehen, wie z.B. Nierenschäden oder Blutgerinnungsstörungen. Viele Hunde benötigen zudem dringend Infusionen. Wichtig ist es, während des Transports zum Tierarzt die kühlenden Maßnahmen fortzusetzen und das Auto-innere herunterzukühlen.

Ein Hund, der bereits das Bewusstsein verloren hat, muss umgehend zu einem Tierarzt gebracht werden. Man legt ihn während der Fahrt in Seitenlage und deckt ihn mit feuchten Tüchern ab. Dabei sollte der Kopf nach oben überstreckt und die Zunge herausgezogen werden.

5.15. Sonnenbad

Sonnenlicht spielt eine zentrale Rolle für die Gesundheit von Hunden, besonders wenn es um die Produktion von Vitamin D geht. Anders als beim Menschen wird Vitamin D bei Hunden nicht direkt über die Haut synthetisiert, sondern in ihrem Fell gebildet. Wenn Hunde ihr Fell lecken, nehmen sie das dort gebildete Vitamin D auf. Dieser Prozess ist zwar weniger effizient als beim Menschen, trägt jedoch zur Versorgung bei – insbesondere bei Hunden, die regelmäßig Sonne genießen können. Zudem gibt es beim Hund Bereiche mit dünner oder kaum behaarter Haut, etwa an der Nase, den Ohrrändern oder um die Augen, wo UV-Strahlen direkt auf die Haut wirken können und die Vitamin-D-Bildung zusätzlich unterstützen.

Neben den UV-Strahlen liefert die Sonne auch Infrarotstrahlung, die eine wichtige Rolle für die Gesundheit von Hunden spielt. Infrarotlicht, besonders im roten und nahen Infrarotbereich, kann tief ins Gewebe eindringen, die lokale Durchblutung fördern und die Muskelspannung reduzieren. Diese Wärme unterstützt die Entspannung der Muskeln, was gerade nach körperlicher Aktivität oder bei älteren Hunden mit Verspannungen wohltuend sein kann. Traditionell wird Infrarotstrahlung auch zur Förderung der Wundheilung, bei Autoimmunerkrankungen oder zur Linderung von Muskelschmerzen eingesetzt. Hunde, die in der Sonne ruhen, profitieren nicht nur von der Vitamin-D-Bildung, sondern auch von der entspannenden und regenerativen Wirkung der Infrarotstrahlung.

Die Fähigkeit, Vitamin D über das Sonnenlicht zu synthetisieren, variiert je nach Fellbeschaffenheit. Dichteres Fell, wie es bei manchen Rassen mit starker Unterwolle vorkommt, kann die UVB-Strahlen teilweise blockieren. Dennoch wirkt die Infrarotstrahlung unabhängig von der Fellstruktur, da sie tiefere Gewebeschichten erreicht. Zusätzlich fördert die Sonne die Produktion von Glückshormonen wie Serotonin, das das allgemeine Wohlbefinden steigert, sowie von Melatonin, das für einen erholsamen Schlaf sorgt. Viele Hunde zeigen nach einem Sonnenbad Entspannung oder Müdigkeit – ein Zeichen dafür, dass ihr Körper von diesen positiven Effekten profitiert.

Die Vorfahren unserer Haushunde, wie Wölfe, deckten ihren Vitamin-D-Bedarf hauptsächlich über die Nahrung, etwa durch den Verzehr von Beutetieren, deren Organe reich an Vitamin D sind. Auch bei heutigen Hunden bleibt eine ausgewogene Ernährung wichtig, da Vitamin D nicht immer in ausreichender Menge durch Sonnenlicht gebildet werden kann – besonders in Regionen mit wenig Sonnenschein. Organfleisch oder Fisch sind natürliche Quellen, die den Bedarf auf gesunde Weise ergänzen können.

Vitamin D ist essenziell für den Kalziumstoffwechsel und die Knochengesundheit. Ein Mangel kann zu weichen Knochen und Erkrankungen wie Osteomalazie führen, während eine Überversorgung, etwa durch übermäßige Supplementierung, die Leber belastet und Gefäßverkalkungen verursachen kann. Daher ist die richtige Balance entscheidend: Natürliche Sonnenbäder, kombiniert mit einer angepassten Ernährung, sind der beste Weg, den Bedarf zu decken, ohne das Risiko einer Über- oder Unterversorgung einzugehen.

Obwohl Sonnenbaden viele Vorteile bietet, ist es wichtig, dass der Hund selbst entscheiden kann, wie lange er in der Sonne liegen möchte. Zu viel Sonneneinstrahlung kann zu Überhitzung und Sonnenbrand führen, insbesondere bei Hunden mit hellen oder dünnen Felltypen. Daher sollten einige Dinge beachtet werden.

Der Hund sollte immer die Möglichkeit haben, sich in den Schatten zurückzuziehen. Hunde regulieren ihre Körpertemperatur über das Hecheln, aber wenn es zu heiß wird, reicht das oft nicht aus. Ein schattiger Platz verhindert Überhitzung und gibt dem Hund die Möglichkeit, sich abzukühlen. Auch der Zugang zu Wasser ist essenziell. Während eines Sonnenbads steigt die Körpertemperatur des Hundes, und er verliert durch das Hecheln viel Flüssigkeit. Frisches Trinkwasser hilft, die Hydration aufrechtzuerhalten und einen Hitzschlag zu vermeiden.

Die meisten Hunde wissen instinktiv, wann es Zeit ist, in den Schatten zu gehen, während andere möglicherweise länger in der Sonne verweilen, als gut für sie ist. Besonders Hunde mit kurzen Schnauzen (wie Bulldoggen), ältere Hunde oder solche mit gesundheitlichen Problemen sollten beobachtet werden, da sie anfälliger für Hitzestress sind.

Auch sich strecken ist sehr gut für die Faszien, das geht auch im Halbschlaf. Und solange sich Hunde, meistens nach dem Aufstehen noch strecken – vorne und hinten – weiß man, dass die Faszien so weit noch geschmeidig sind

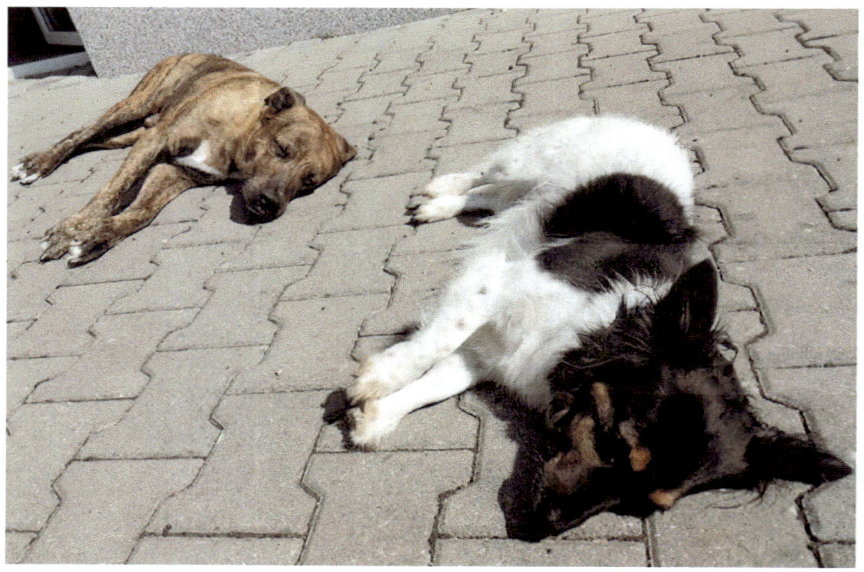

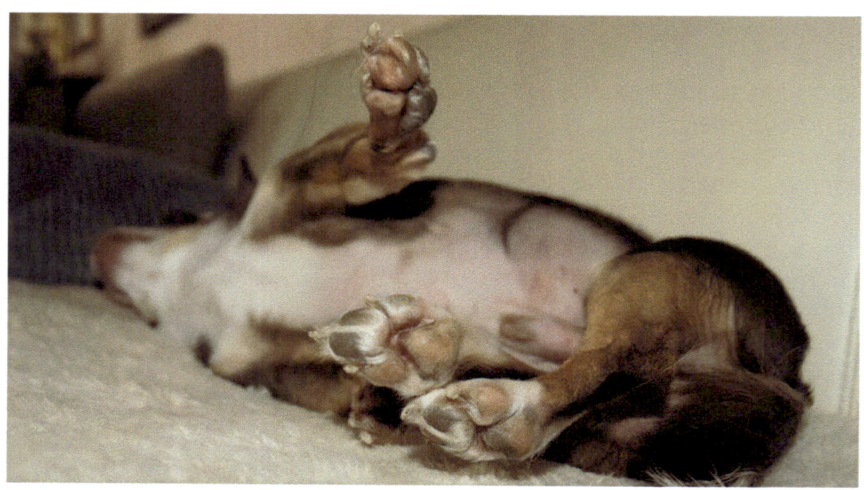

6. Fasziendynamik MK

6.1. Was genau ist nun die Fasziendynamik MK?

Es ist eine manuelle Behandlungsmethode, die sich ganz sanft mit dem Fasziengewebe beschäftigt. Man arbeitet dabei ausschließlich mit den Händen, lässt sie mit Gefühl in das Gewebe einsinken, sucht punktuelle Verbindungen zu den Faszien und lässt sich von diesen führen. Der Behandelnde setzt dabei gezielt Druck-, Zug-, Vibrations- und Dehntechniken ein. Je nach Hund und Problem werden die Geschwindigkeit, die Stärke des Drucks und die Zugrichtung individuell verändert.

Dabei beobachtet er den Hund, achtet auf seine Körpersprache und fühlt seine Psyche und evtl. Anspannung an: Hat das Tier an einer Stelle Schmerzen oder Blockaden? Fühlt es sich wohl? Die Reaktionen des Hundes zeigen an, ob z.B. der Druck angemessen ist und ob die angewendeten Techniken die gewünschte Wirkung erzielen. Ein guter Behandler wird immer auf die Körpersprache des Hundes achten und die Vorgehensweise entsprechend anpassen.

Die Fasziendynamik MK ist keine diagnostische Methode, sondern wurde primär zur präventiven (vorbeugenden) Behandlung, zur Aufrechterhaltung der Gesundheit und zur Instandhaltung des Bindegewebes am gesunden Hund entwickelt. Ohne vorherige Diagnosen oder Verschreibungen „fühlt" sich der Fasziendynamiker ausschließlich mit den Händen durch den Körper des Hundes. Durch Beobachtung und Greiftechnik bewegt er aktiv einzelne Muskeln und behandelt gleichzeitig die umliegenden Faszien mit. Dabei erkennt er, ob lokale Spannungen, Verklebungen oder Verfilzungen der Faszien vorliegen. Da Faszien den gesamten Körper in Form eines faszialen Netzwerks durchziehen und umgeben, ist die Fasziendynamik MK eine ganzheitliche Behandlungsmethode, die durch dieses komplexe System quasi alle Körperteile erreicht.

Einige Fellnasen genießen die Behandlung sofort wie eine Wellness-Anwendung, andere reagieren anfangs noch skeptisch. Doch wohltuend ist es letztlich für alle Hunde. Sie nehmen die Behandlung gerne an und arbeiten sogar oft mit. Ausnahmen bilden gelegentlich Hunde aus dem Tierschutz, die nach negativen Erfahrungen mit Menschen ängstlich oder gar traumatisiert sind. Um diesen Hunden Sicherheit zu geben und „den Bann zu brechen", braucht es ein wenig mehr Einfühlsamkeit und Zeit. Die meisten Hunde schlafen dann während der Behandlung sogar ein. Das liegt nicht daran, dass die Behandlung langweilig ist, sondern weil bei den Tieren eine vollkommene Entspannung einsetzt.

6.2. Die Suche nach der Ursache

Hunde empfinden Schmerzen genauso wie wir, können diese jedoch nicht mit Worten ausdrücken. Daher ist es unsere Aufgabe, auf ihre Bewegungen, Stimmung und Haltung zu achten, um Schmerzen zu erkennen und einzuordnen. Es geht darum, das individuelle Schmerzprofil des Hundes zu verstehen und die Behandlungsstrategie gezielt anzupassen. Dazu betrachtet man das Zusammenspiel mehrerer Komponenten:

◆ **Somatische Komponente**

Untere Faszie (Fascia profunda): Schmerzen in diesem Bereich äußern sich häufig als sogenannter **Anlaufschmerz**, z. B. nach längerem Ruhen. Solche Beschwerden entstehen oft im Muskelbereich und können durch gezielte, tiefe Behandlung der Muskulatur gelindert werden.

Epimysium (zwischen den Muskelgruppen): Liegt der Schmerz tiefer, etwa zwischen den Muskelgruppen, zeigt der Hund möglicherweise eingeschränkte Bewegungen, weil er die Bewegung nicht aufrechterhalten kann. Hier können langsame, behutsame Bewegungsbehandlungen helfen.

Aponeurose (Sehnenplatte): Treten Schmerzen in bestimmten Positionen auf, liegt die Ursache häufig in der Aponeurose. Behandlungen mit sanftem Zug und Druck können hier Abhilfe schaffen.

Fibröse Faszien (gelenknahe Faszien): Schmerzen beim Aufstehen, besonders in den Gelenken, deuten auf Probleme in diesen Faszien hin. In diesem Fall ist eine Stabilisierung des Gelenks ratsam.

Passiver Apparat (Knochen, Gelenke): Schmerzen, die erst am Ende einer Bewegung auftreten, weisen meist auf den passiven Bewegungsapparat hin, z. B. Knochen oder Gelenke.

Durch aufmerksame Beobachtung können wir Hinweise auf Schmerzursachen erkennen:

◇ **Arthrose**
Gelenkschädigung mit Anlaufschmerzen,
die sich durch Bewegung verbessern.
◇ **Arthritis**
Entzündete Gelenke verursachen Ruheschmerzen,
die sich durch Bewegung verschlechtern.
◇ **Traumatische Gelenkverletzungen**
Endgradschmerz in bestimmten Positionen, die der Hund meidet.
◇ **Muskelprobleme in Verbindung mit Gelenken**
Eingeschränkte Bewegungen oder verändertes Gangbild.

♦ **Neurogene Komponente**

Schmerzen treten nicht nur bei Bewegung auf, sondern auch in Ruhephasen. Der Hund zeigt eine Verschlechterung im Ruhezustand, nach dem Aufstehen – besonders nachts –, im Sitzen, Liegen oder sogar beim Stehen und bei statischen Belastungen. Dies deutet auf eine Beteiligung des Nervensystems hin.

♦ **Viszerale Komponente**

Schmerzen, die von den inneren Organen ausgehen, treten meist während der Bewegung auf und sind oft schwer zu erkennen. Sie sind in der Regel diffus, dumpf und schwer zu lokalisieren. Typisch ist, dass ähnliche Bewegungen unterschiedliche Reaktionen auslösen können, und die Beschwerden lassen sich nicht eindeutig durch bestimmte Aktivitäten reproduzieren. Diese Eigenschaften deuten darauf hin, dass die Schmerzen mit den inneren Organen zusammenhängen könnten und eine sorgfältige Untersuchung erforderlich ist.

♦ **Vegetative Komponente**

Hier äußern sich die Symptome eher unspezifisch und emotional, mit zusätzlichen vegetativen Reaktionen wie Veränderungen der Durchblutung, des Muskeltonus, des Hautbilds oder der Temperatur. Belastungen, Wetter oder Stress können zu vegetativen Reaktionen führen, die sich auf den gesamten Organismus auswirken.

Alles, was der Hund nicht aktiv steuern kann – Stoffwechsel, Emotionen, Stress oder Wetterempfindlichkeit – beeinflusst ebenfalls die Faszien. Wetterfühligkeit zeigt sich häufig in der oberen Faszie (Fascia superficialis). Auch Stress und die Haltung des Hundes im Alltag können die Faszien belasten, wie z. B. einseitige Bewegungen durch ständiges einseitiges Hochschauen zum Besitzer bei der Leckerligabe.

Indem wir den Hund genau beobachten – z. B. sein Gangbild, seine Bewegungen, seine Haltung, aber auch seine Stimmung – können wir Hinweise auf Schmerzen und ihre Ursachen erhalten. Die richtige Behandlung der Faszien fördert nicht nur das Wohlbefinden des Hundes, sondern trägt auch langfristig zu seiner Gesundheit und Regeneration bei.

6.3. Rezeptoren

Während der Fazienbehanlung gelangen durch die Berührungen Informationen in das Bindegewebe des Hundes, die dann an dessen Gehirn und Muskeln weitergeleitet werden. Faszien enthalten Millionen von Rezeptoren, die die verschiedensten Informationen erfassen und an das zentrale Nervensystem übermitteln. Dazu gehören u.a. Wahrnehmung von Schmerz, Druck-, Zug- oder Vibrationsreizen; Erfassen von Gewebeschädigungen; Wahrnehmung und Koordination von Körperpositionen und -bewegungen; Empfindung von Temperaturveränderungen im Gewebe und Erfassen von Veränderungen des chemischen Milieus im Körper z.B. bei Entzündungen. All diese Rezeptoren werden bei der Fasziendynamik (automatisch) mit behandelt.

„Wenn man mit den Faszien arbeitet, behandelt man die Zweigstellen des Gehirns; und nach den allgemeinen Geschäftsregeln haben die Zweigstellen gewöhnlich die gleichen Eigenschaften wie die Zentrale. Also warum sollte man die Faszien nicht mit dem gleichen Maß mit Respekt behandeln wie das Gehirn selbst."

(Still/Begründer der Osteopathie, 1899)

Einige Rezeptorenarten sind für die Faszienbehandlung besonders relevant:

- **Ruffini-Rezeptoren**
  - ◇ Lage
    Ruffini-Rezeptoren befinden sich in der Dermis, also direkt unter der Haut, sowie in den Gelenkkapseln und Verstärkungsbändern der Gelenke. Sie sind auch in der Dura Mater, der äußersten Hirnhaut, zu finden, die das Zentralnervensystem umschließt.

  - ◇ Funktion
    Diese Rezeptoren sind Dehnungsrezeptoren, die kontinuierlich die Eigenbewegung messen. Sie registrieren die Dehnung und den Druck auf Haut und Gelenke und wirken Sympathikus-hemmend.

  - ◇ Bedeutung der Behandlung
    Durch gezielte Techniken und langsame Griffe können diese Rezeptoren stimuliert werden, was besonders bei gestressten Hunden hilfreich ist, um Stress abzubauen. Die Hemmung des Sympathikus führt zu einer Entspannung des Hundes.

- **Pacini-Rezeptoren**
  - ◇ Lage
    Diese Rezeptoren, die auch als Vater-Pacini-Körperchen bezeichnet werden, sind in der Subkutis (Unterhaut) zu finden. Sie sind lokalisiert an Sehnen, an Muskelübergängen, im Bindegewebe der Wirbelsäule sowie an den Pfotenballen.

  - ◇ Funktion
    Pacini-Rezeptoren gehören zu den schnellen Abstimmungs-Mechanorezeptoren. Sie reagieren auf Bewegung und Geschwindigkeit, indem sie mechanische Vibrationen oder Druckveränderungen registrieren.

  - ◇ Bedeutung der Behandlung
    Durch Techniken wie schaukelnde Druck- und Vibrationsbewegungen kann man Heilungsprozesse fördern und die Durchblutung anregen. Ihre Stimulation ist wichtig, um die Kommunikationsfähigkeit der Rezeptoren aufrechtzuerhalten. Unbehandelt können Ruffini- und Pacini-Schichten bei Verklebungen keinerlei Informationen mehr weiterleiten.

- **Golgi-Rezeptoren**
  - Lage
  Golgi-Rezeptoren finden sich in den tiefen Faszien an Gelenk-kapseln und an Faszienrändern (wie Septen und Faszienhöhlen), in Bändern, Sehnen und den Übergängen von Muskeln.

  - Funktion
  Sie reagieren auf Spannungsänderungen in Bändern und Sehnen, sind für die Hemmung des lokalen Muskeltonus (Ruhe – Grund-spannung), eine erhöhte Propriozeption (Eigenwahrnehmung) sowie die Tiefenstabilität der Muskel- und Sehnenübergänge zuständig.

  - Bedeutung der Behandlung
  Durch langsame, kräftige Dehngriffe an den muskulären Ansätzen können diese Rezeptoren stimuliert werden, was die Tiefen-stabilität der Gelenke und der Muskulatur fördert, sowie die Körperwahrnehmung verbessert.

- **Interstitielle Rezeptoren**
  - Lage
  Diese Rezeptoren bilden die zahlenmäßig größte Gruppe. Man findet sie in allen faszialen Geweben, besonders häufig in der Knochenfaszie der großen Faszie. Sie spielen eine Rolle in der Wahrnehmung von Druck, Dehnung und chemischen Veränderungen. Diese Rezeptoren überwachen die mechanischen und chemischen Zustände im Gewebe und tragen zur Wahrnehmung von Schmerzen und anderen Empfindungen bei.

  - Funktion
  Die meisten interstitiellen Rezeptoren sind Schmerzrezeptoren. Ungefähr die Hälfte von ihnen reagiert auf schwache, die andere Hälfte auf starke mechanische Reize.

  - Bedeutung der Behandlung
  Die Stimulation dieser Rezeptoren kann eine Sympathikotonie bewirken, also eine Verschiebung Gleichgewicht zwischen Sympathikus und Parasympathikus in Richtung des Sympathikus. Die Blutgefäße werden erweitert und eine Durchblutung der Organe und des Gewebes gefördert.

Hautaufbau

Haarschaft
Bindegewebs-papillen
Oberhaut
Lederhaut
Unterhaut-gewebe
Haarwurzel-scheide
Nerven zu den Haarfoliken
Nervenendigung
Arterielle & venöse Haargefäße
Freie Nerven-endigung
(Schmerzrezeptor)
Meißner-Körperchen
(Tastrezeptor)
Krause-Körperchen
(Kälterezeptor)
Ruffini-Körperchen
(Dehnungsrezeptor)
Vater-Pacini-Körperchen
(Druck- & Vibrationsrezeptor)

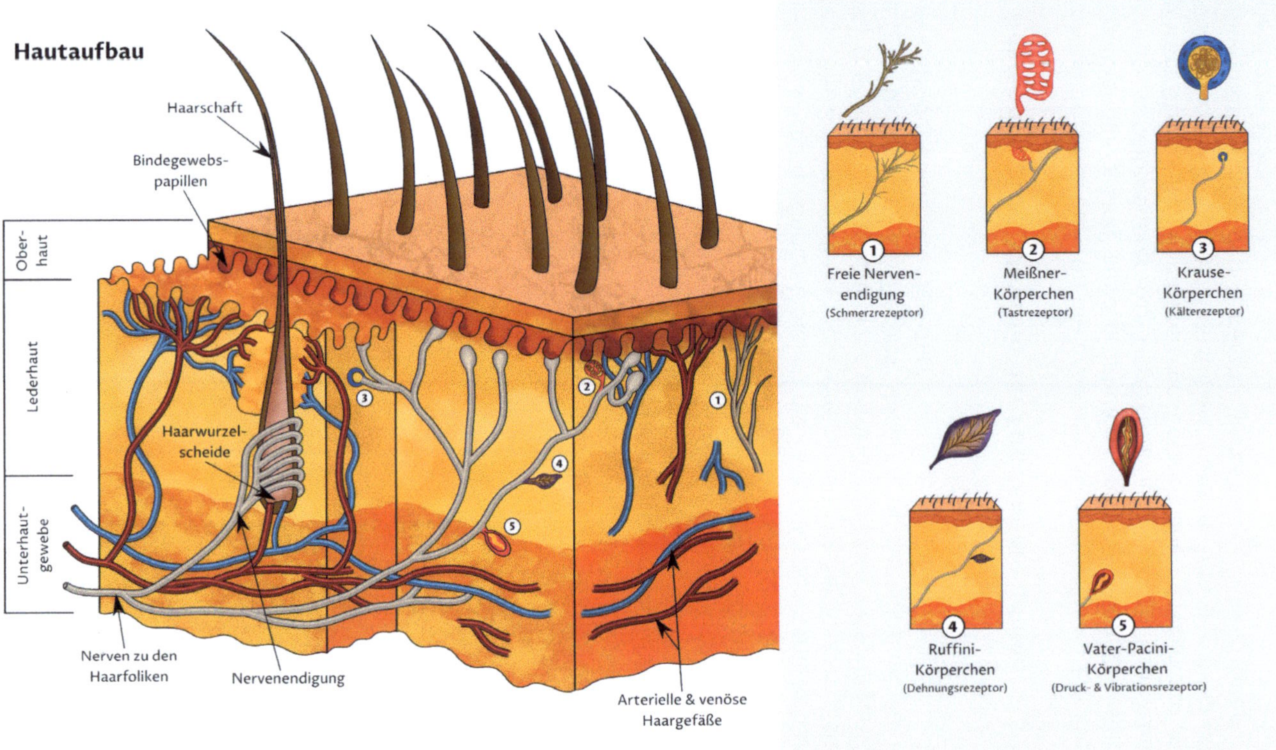

Sinnesorgane in der Haut

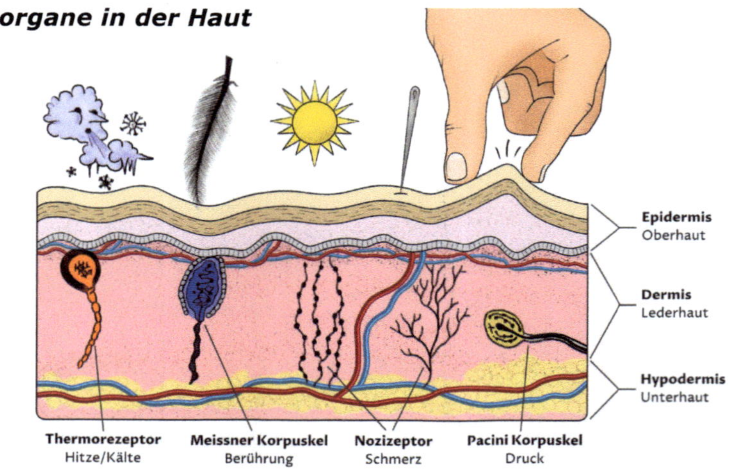

6.4. Kontraindikationen

Es gibt einige Kontraindikationen, bei denen die Fasziendynamik MK nicht angewendet werden darf. Dazu gehören alle Knochenkrankheiten wie Knochenbrüche, Panostitis (Entzündung der Knochenhaut), Perthes (aseptische Hüftkopfnekrose), Knochenkrebs, aber auch hohes Fieber (über 39 C°), offene Wunden, Geschwüre, Tetanus, Markinfarkt, Entzündungen des Darms, der Venen, der Gelenke und Organe, akutes Knochenrheuma, Muskelquetschungen, Trächtigkeit, akute Virusinfektionen und Krebs. Bei fortgeschrittener Spondylose bzw. zusammengewachsenen Wirbeln können lediglich die Faszienketten sanft behandelt werden. Bei Schmerzäußerungen, Prellungen, Blutergüssen, Schwellungen, erhöhter Temperatur oder ungewöhnlichen Bewegungen (z.B. Hinken) sollte zunächst ein Tierarzt abklären, ob der Hund mit Fasziendynamik MK behandelt werden darf.

6.5. Anwendung und Wirkung der Faszienbehandlung

Die Anwendungsgebiete und die erzielten gesundheitlichen Effekte der Faszienbehandlung sind außerordentlich vielseitig. Eine Zusammenarbeit mit Verhaltensberatern, Tierärzten und Trainern kann zusätzlich unterstützen. Bei konkreten gesundheitlichen Problemen sollte ein Facharzt oder Therapeut konsultiert werden. Von der Behandlung ausgenommen sind die den Tierärzten vorbehaltenen Tätigkeiten gem. §12 Tierärztegesetz.

Fasziendynamik MK kann hilfreich sein:

- zur Schmerzlinderung

- zum Ausgleich bei muskulärem Ungleichgewicht
  und für gezielten Muskelaufbau

- zur Vorbeugung von Verletzungen

- zur Aktivierung des Stoffwechsels, des Lymphsystems,
  der Verdauung und der Durchblutung

- zur Stärkung des Immunsystems und zur Entgiftung
  von Toxinen und Schlackenstoffen

- zur Anregung der Selbstheilungskräfte nach Verletzungen

- für ein seelisches Gleichgewicht auch bei Energieüberschuss
  oder Energieunterversorgung

- zum Stressabbau bei nervösen oder traumatisierten Hunden, zum
  Lösen von Energieblockaden und zur Förderung von Entspannung

- zur Verbesserung der Beweglichkeit, der Körperwahrnehmung,
  der Koordinations- und Reaktionsfähigkeit
  sowie der Leistungsfähigkeit

- zur Gesunderhaltung von Muskeln, Sehnen, Bindegewebe
  und Gelenken

- zum Lösen von Muskelverspannungen und Gewebsverklebungen

- bei Verhaltensproblemen
  (die häufig aus Stress und Unwohlsein resultieren)

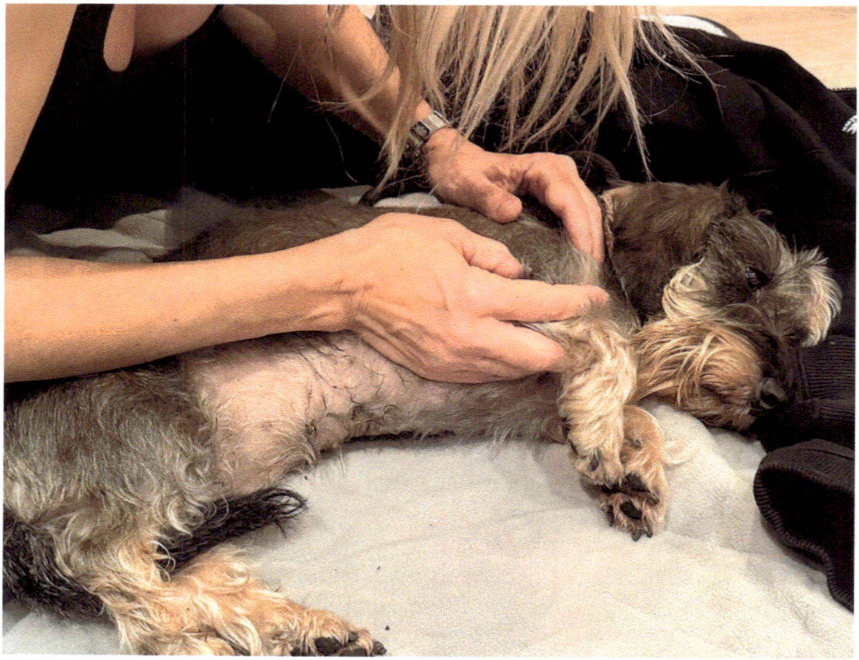

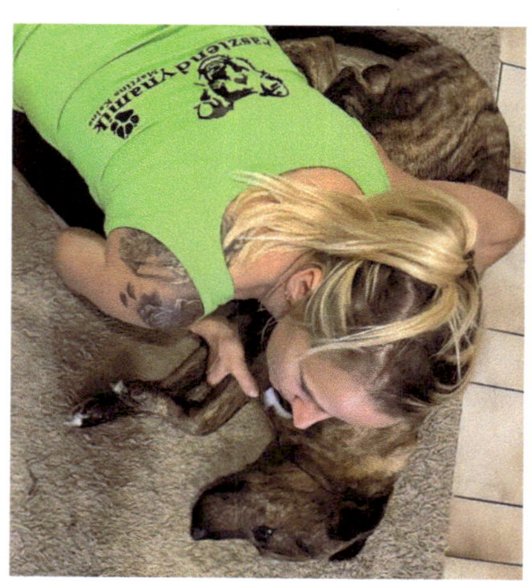

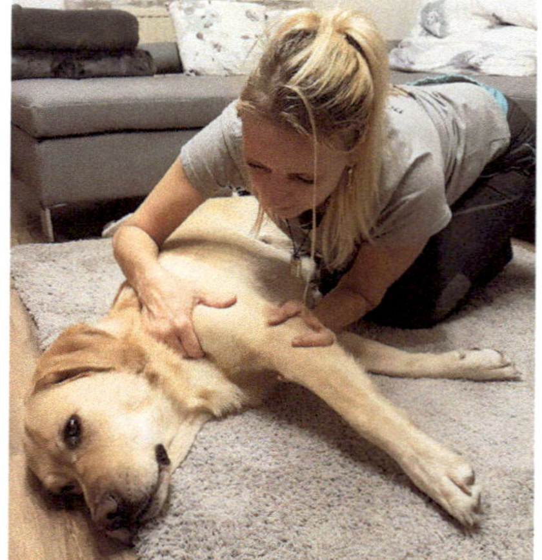

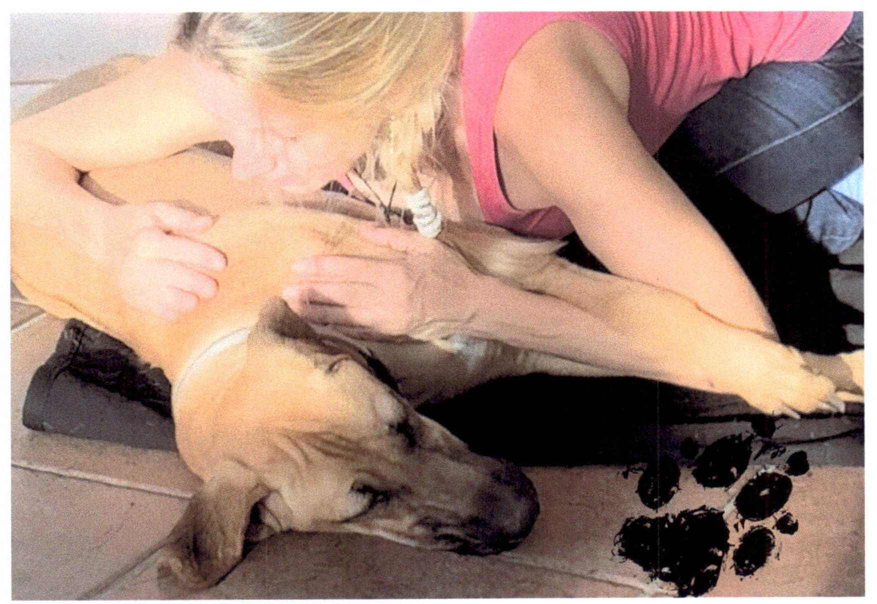

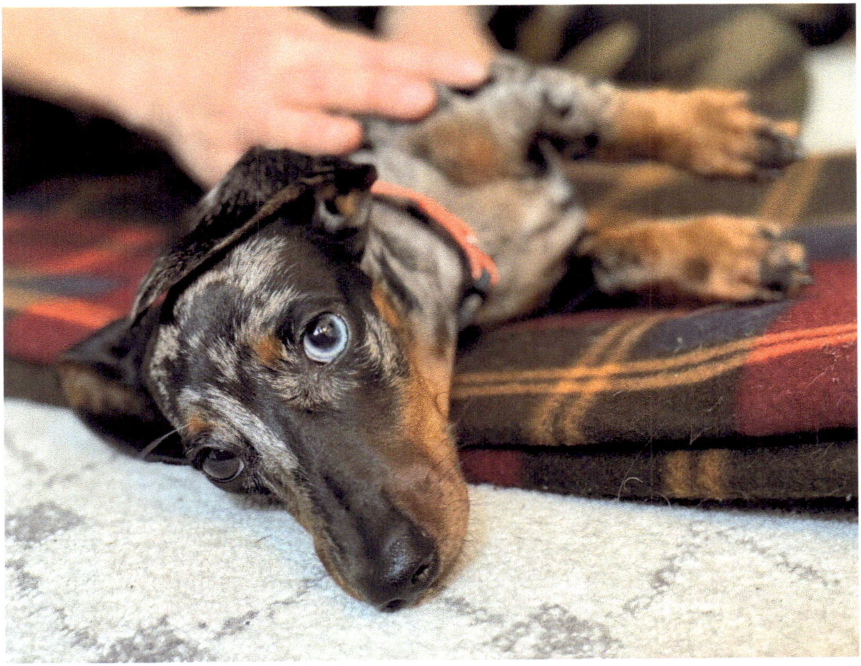

7. Praktische Anwendungsbeispiele

Seit einigen Jahren biete ich Live-Seminare sowohl für Profis als auch für medizinische Laien an. Diese Seminare sind für alle geeignet, die theoretische Kenntnisse und praktische Fähigkeiten erwerben möchten, um ihren Hund mit Fasziendynamik zu behandeln. Es leuchtet sicher jedem ein, dass dies in einem Buch schwerer zu vermitteln ist. Trotzdem möchte ich in diesem Kapitel einige praktische Anwendungsbeispiele für den Alltag mit unseren Vierbeinern vorstellen.

Die in Kapitel 6.4 aufgelisteten Kontraindikationen sind natürlich auch für die folgenden Behandlungstipps gültig. Auch rate ich davon ab, diese Techniken bei Welpen anzuwenden. Wie in Kapitel 3.6 ausführlich erläutert, ist das Skelett des Welpen sehr zart und empfindlich. Darum kann man bei fehlender Erfahrung und ungenügender Praxis dem jungen Hund ungewollt Schaden zufügen.

7.1. Klangschale und Stimmgabel

Das Nervensystem des Hundes ist ein faszinierendes Zusammenspiel von elektrischen Signalen und mechanischen Schwingungen. Jeder Nervenimpuls erzeugt nicht nur ein elektrisches Signal, sondern auch eine mechanische Druckwelle, die sich in gleicher Geschwindigkeit entlang der Nervenbahnen bewegt. Dieses perfekt abgestimmte System sorgt dafür, dass Hunde präzise Bewegungen ausführen und ihre Umgebung fein wahrnehmen können.

Das Besondere: Alles Leben basiert auf Schwingungen. Jede Zelle im Körper hat ihre eigene Frequenz, die sie für ihre optimale Funktion benötigt. Stimmgabeln und Klangschalen können diese harmonischen Frequenzen gezielt anregen. Durch ihre Klänge und Vibrationen wird nicht nur die Oberfläche des Körpers erreicht, sondern tief in das Gewebe, die Knochenstruktur und sogar auf zellulärer Ebene gewirkt.
Die Anwendung dieser Klänge ist sanft und dennoch kraftvoll. Sie hilft, das Gleichgewicht von Körper und Geist wiederherzustellen, fördert Entspannung und aktiviert die Selbstheilungskräfte. Hunde reagieren besonders sensibel auf diese Behandlung, da die Klänge sie in einen tiefen Entspannungszustand versetzen.

Die Vibrationen massieren sanft das Zellgewebe, lösen Blockaden und fördern die Durchblutung. Rezeptoren wie Ruffini- und Pacini-Körperchen, die für die Wahrnehmung von Druck und Vibration zuständig sind, werden angesprochen. Das verbessert die Reaktionsfähigkeit und das allgemeine Wohlbefinden des Hundes. Der Klang harmonisiert das Nervensystem, reduziert Stress und stärkt die Abwehrkräfte.

Es gibt zwei Hauptmethoden:

1 | **Akustische Methode**: Eine hochwertige Klangschale wird in einem Abstand zu den Ohren des Hundes gespielt, um eine sanfte und angenehme Wirkung zu erzielen.

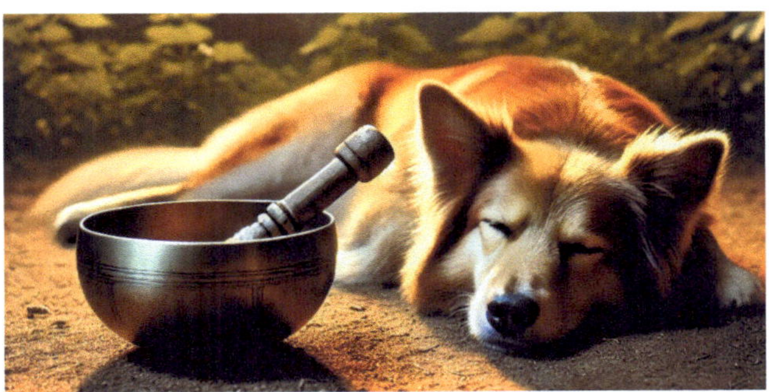

2 | **Vibrierende Methode**: Stimmgabeln oder Klangschalen werden auf bestimmte Stellen des Körpers aufgelegt (mit Ausnahme empfindlicher oder verletzter Bereiche wie Kopf, Zähne, Körperöffnungen, offenen Wunden oder entzündete Bereiche). Dies fördert gezielt die Entspannung und regt die Regeneration an.

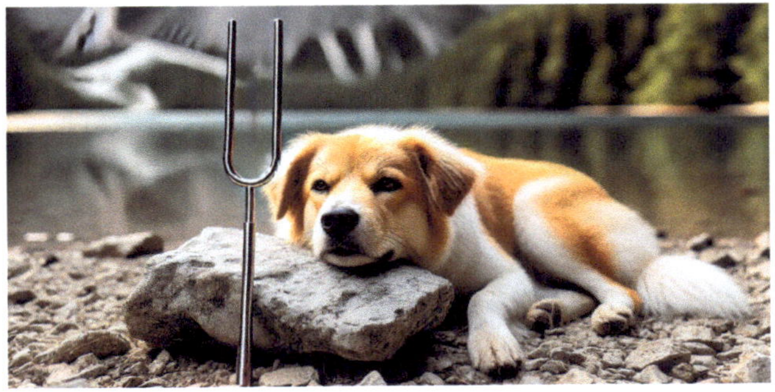

Die Klangschalen- und Stimmgabelbehandlung ist daher ein wertvolles Werkzeug, um Hunde ganzheitlich zu unterstützen – sei es zur Linderung von Verspannungen, zur Förderung der Heilung oder einfach für mehr Wohlbefinden und Ruhe.

7.2. Vagus Nerv Massage – Entspannung für deinen Hund

Stell dir vor, du könntest deinen pelzigen Freund mit einer einfachen Handbewegung beruhigen. Genau das ist durch die Vagusnerv-Massage möglich, denn unter den flauschigen Ohren deines vierbeinigen Begleiters verbirgt sich ein "magischer Ort" für Entspannung und Wohlbefinden.

Platziere deine ausgestreckte Hand sanft schräg unter den Ohren deines Hundes, und zwar dort, wo die Ohren in den Hals übergehen. Hier befindet sich der "geheime Schalter" für Ruhe und Entspannung. Durch behutsame, schaukelnde Bewegungen und leichten Druck "saugt" sich deine Hand an die Faszie, so dass sich beim langsamen Hin- und Herbewegen Oberhaut und Faszie mitbewegen. Dabei kannst du mit wenig Druck und ganz minimal arbeiten. Es genügen teilweise Mikrobewegungen.

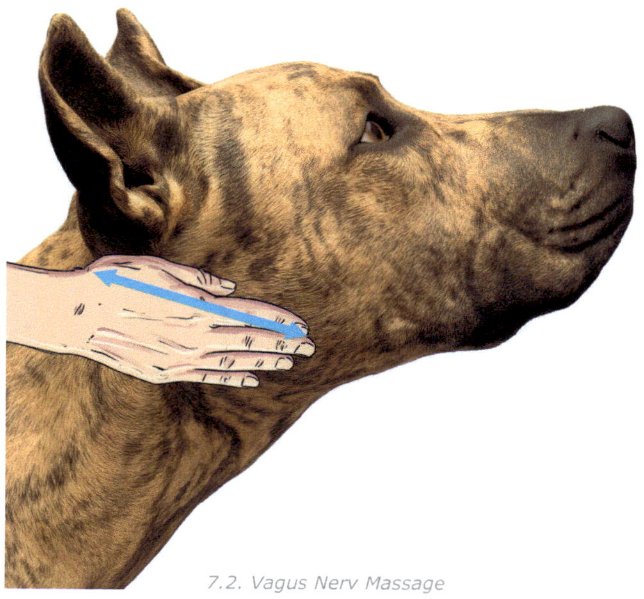

7.2. Vagus Nerv Massage

Indem du diesen Bereich massierst, hilfst du deinem Hund, schneller von einem angespannten in einen entspannten Zustand zu gelangen. Diese Art der Massage aktiviert den Vagusnerv, der wie der Chef des Entspannungsteams im Hundekörper agiert. Einfach ausgedrückt ist er als Teil des Parasympathikus für Ruhe, Erholung und Verdauung zuständig und "sagt" dem Stress, dass es Zeit ist, eine Pause einzulegen. Dies ist Balsam für die Seele deines Hundes, der sich nichts mehr wünscht, als Frieden und Sicherheit.

Du kannst diese beruhigende Massage mehrmals täglich durchführen, ohne dass es deinem Hund schadet. Sie ist eine einfache Möglichkeit, ihm zu helfen, sich zu entspannen und besser zu fühlen - fast wie eine Umarmung von innen.

7.3. Rückenmassage

Kapitel 4.7 erläutert den Aufbau des Hunderückens sowie seine bedeutende Rolle für den gesamten Bewegungsapparat und das Wohlbefinden des Hundes. Somit ist es keine Überraschung, dass die Behandlung des Rückens einen Schwerpunkt der Faszienarbeit darstellt.

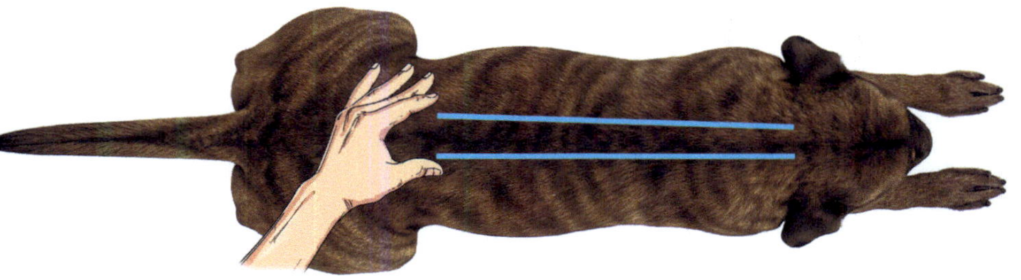

7.3. Rückenmassage a)

a) Beginne bei dieser Übung am Kreuzbein und arbeite dich mit sanften Bewegungen rechts und links der Wirbelsäule in Richtung Kopf deines Hundes. Ohne die Wirbel zu berühren sinkst du dabei mit den Fingerkuppen von Daumen und Zeigefinger in das Gewebe ein und fährst einige Male langsam in Richtung Kopf und wieder zurück ungefähr über eine Länge von drei Wirbel. Anschließend hebst du deine Finger kurz ab, setzt neu an und wiederholst diese hin- und herstreichenden Bewegungen entlang der nächsten drei Wirbel. Auf diese Weise arbeitest du dich bis zum Kopf deines Hundes vor. Mit leichtem Druck heften sich dabei deine Fingerkuppen an die Faszien und ziehen diese aufgrund der hin- und herschaukelnden Bewegungen abwechselnd in Richtung des Kopfes bzw. des Kreuzbeins. Diese Massage kannst du danach in umgekehrter Richtung, also ausgehend vom Kopf deines Hundes, wiederholen.

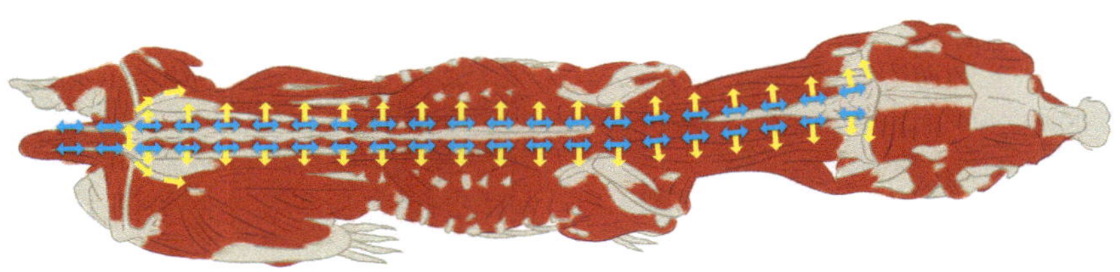

7.3. Rückenmassage a)

Bei dieser Behandlung fällt häufig auf, dass sich einzelne Wirbel nach rechts oder links verschoben haben, sich also nicht mehr an ihrem ursprünglichen Platz befinden. Auch diese Wirbel berührt man nicht, sondern bearbeitet ausschließlich das benachbarte Gewebe, um verklebte und versteifte Faszien zu lösen. Dadurch springen verrutschte Wirbel oftmals wieder in ihre natürliche Position, ohne dass man diese Wirbel berührt hat. Neben der Lockerung der Faszien ist dies ein weiterer positiver Effekt dieser Massage.

b) Diese Variante der Rückenmassage ähnelt der unter a) beschriebenen. Jedoch arbeitest du hier nicht mit den Fingerspitzen, sondern mit der gesamten Handfläche. Die Wirbelsäule deines Hundes wird dabei ebenfalls nicht berührt. Lege deine linke Hand in der Nähe des Kreuzbeins neben der Wirbelsäule auf und halte so den Rücken fest. Deine rechte Hand heftest du auf der gegenüberliegenden Seite durch leichten Druck an das Gewebe an und bewegst sie sanft, aber bestimmt einige Zentimeter hin und her – abwechselnd in Richtung Kopf und in Richtung Schwanz. Dann versetzt du deine Hände einige Zentimeter weiter, so dass sich die zu behandelnden Bereiche leicht überlappen, und wiederholst das Ganze, bis du an den Schulterblättern anlangst. Der Hals wird bei dieser Massage ausgespart. Nun kannst du in gleicher Weise von den Schultern zurück zum Kreuzbein arbeiten. Dann wechselst du die Seiten, d.h. deine rechte Hand hält den Rücken fest und die linke bewegt sich hin und her usw.. Dieser einfache, aber effektive Akt der Berührung stimuliert nicht nur die Oberhaut, sondern lockert auch die Faszien, die das Stützgerüst für die Beweglichkeit deines Hundes sind.

c) Die Ausgangsposition dieser Massage entspricht der von Behandlung a). Du setzt die Fingerkuppen von Daumen und Zeigefinger einer Hand rechts und links der Wirbelsäule auf. Wahlweise kannst du am Kreuzbein oder an den Schultern beginnen. In kleinen Abständen streichst du nun mit den Fingerspitzen das Gewebe im rechten Winkel von der Wirbelsäule weg. Ideal aber nicht zwingend notwendig wäre ein Ausstreichen jeweils zwischen zwei benachbarten Wirbeln. Du kannst jedoch auch andere Abstände wählen. Durch diese Massage werden die an der Wirbelsäule paarweise angeordneten Nerven gewissermaßen "freigelegt". In einer weichen Umgebung können sie deinen Hund wieder optimal mit Informationen versorgen. Der Stoffwechsel wird angeregt.

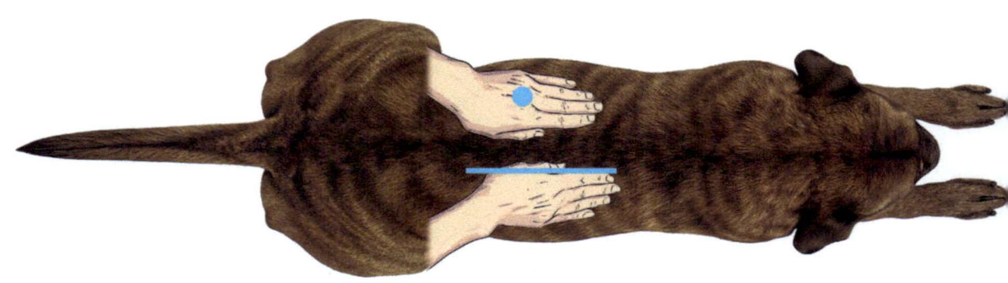

7.3. Rückenmassage b)

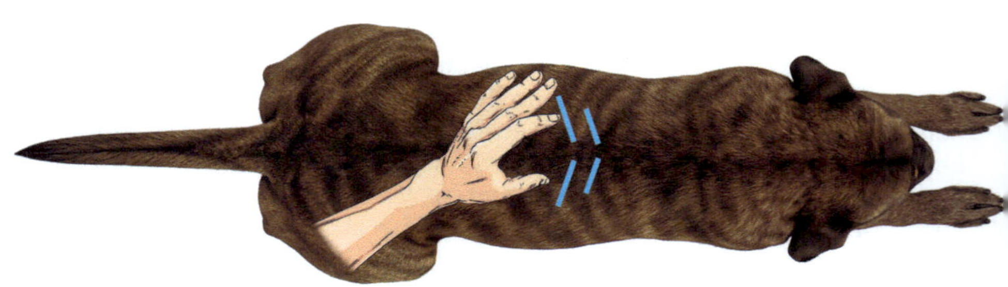

7.3. Rückenmassage c)

d) Die Behandlung des Rückens (a bis c) endet jeweils am Kreuzbein. Diese quer zur Wirbelsäule verlaufende Erhöhung am Hinterteil deines Hundes kannst du gut spüren. Am Kreuzbein angekommen, lässt du beide Daumen rechts und links der Wirbelsäule in das Gewebe sinken und bewegst es mit sanftem Druck einige Zentimeter im rechten Winkel zur Wirbelsäule hin und her. Dies wiederholst du mehrfach, nachdem du deine Daumen jeweils ein kleines Stück nach außen (von der Wirbelsäule weg) versetzt hast. Faszien und Bindegewebe werden auf diese Weise behutsam gelockert.

e) An das Kreuzbein schließen sich in Richtung Schwanz einige weitere kleinere Wirbel an. In diesem Bereich kommt es besonders häufig zu Verspannungen. Darum empfehle ich, im Anschluss an die Lockerung des Kreuzbeins auch in diesem Bereich die unter a) und c) beschriebenen Massagen durchzuführen.

Die gezielte Massage des gesamten Rückens ist mehr als nur eine einfache Berührung - sie ist eine Kunstform, die das Wohlbefinden deines Hundes von innen heraus fördert. Sie beugt einem Verkleben des Bindegewebes speziell am Kreuzbein vor und kann die Flexibilität und Beweglichkeit des Hundes bewahren. Sie kann dazu beitragen, Spannungen und Beschwerden zu lindern, die durch eine eingeschränkte Mobilität verursacht werden, und so dem Hund ein Gefühl von Leichtigkeit und Wohlbefinden vermitteln.

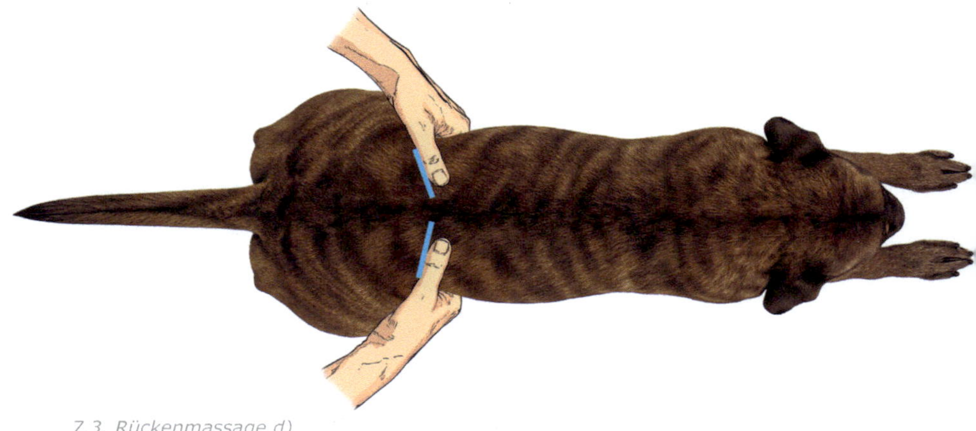

7.3. Rückenmassage d)

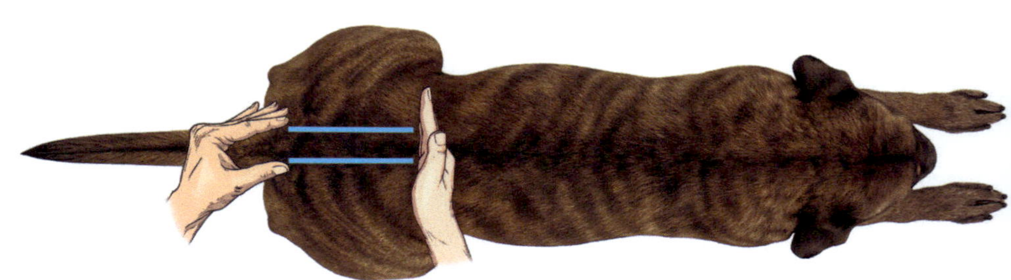

7.3. Rückenmassage e)

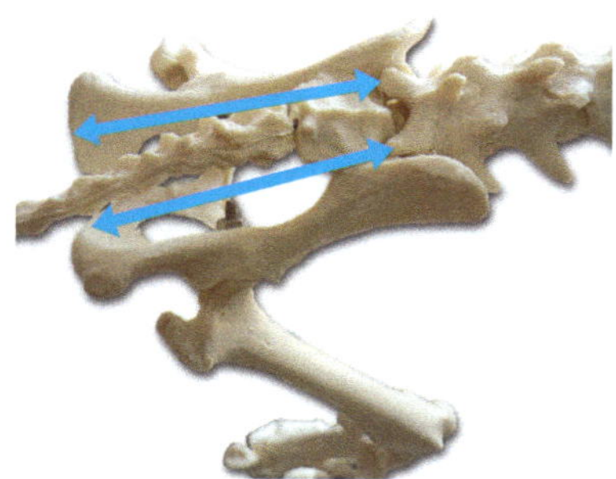

7.3. Rückenmassage e)

f) Diese Massage im Lendenwirbel-Bereich kannst du am besten durchführen, wenn dein Hund sitzt. Sie ist jedoch auch im Stehen möglich. Lege zunächst deine rechte Hand unterhalb der Rippen rechts der Wirbelsäule mit sanftem Druck auf und halte auf diese Weise das Gewebe fest. Mit der Außenseite deiner zur Faust geballten linken Hand fährst du links der Wirbelsäule mit mäßigem Druck langsam nach unten in Richtung Rute. Dabei beginnst du unterhalb der Rippen und endest am Kreuzbein. Diese Übung kannst du einige Male wiederholen und dann die Seiten wechseln. Falls dein Hund einer sehr kleinen Rasse angehört, verwende bitte statt der Faust jeweils die Seite deines Daumens. Auch bei dieser Massage werden die Wirbel nicht berührt.

Die Faszien fungieren in diesem Bereich wie ein Schwamm, der sich mit Flüssigkeit vollsaugt. Durch die Behandlung wird das "alte, toxische Wasser" herausgedrückt und unverbrauchte Flüssigkeit strömt nach. Der Körper wird mit neuen Nährstoffen und mit Sauerstoff versorgt. Je steifer dein Hund ist, desto öfter kannst du diese Massage durchführen. Wissenschaftliche Messungen ergaben, dass sich nach diesem wiederholten langsamen Ausstreichen die Faszie mit bis zu 16 % mehr Flüssigkeit angereichert hat. Die Faszie wird dadurch optimal mobilisiert und die Beweglichkeit deines Hundes verbessert.

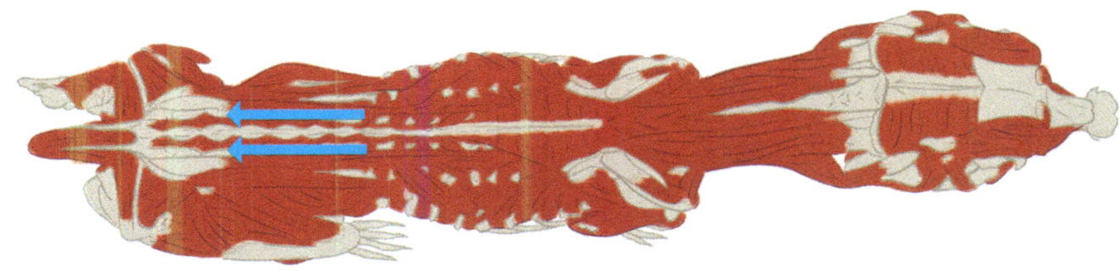

7.3. Rückenmassage f)

7.4. Massage an Brustkorb und Bauch

a) Mit dieser Massage wird das fasziale Netzwerk, das den Brustkorb mit dem Schambein verbindet, gelockert. Lege eine Hand flach auf das Brustbein deines Hundes. Dieser spitze Knochen unter dem Hals ist gut zu ertasten, da Hunde kein Schlüsselbein haben und demzufolge die erste Rippe mit dem Brustbein sozusagen frei liegt. Mit der flachen Hand (bei sehr kleinen Rassen mit einem oder zwei Fingern) saugst du dich an Haut und Bindegewebe an und bewegst deine Hand mit sanftem Druck einige Zentimeter hin und her – in Richtung Schwanz und zurück in Richtung Kopf. Diese vor- und zurückschaukelnden Bewegungen wiederholst du einige Male und wanderst dann ein Stück weiter in Richtung Schwanz, um erneut zu dieser Übung anzusetzen. So massierst du nach und nach den gesamten Brust- und Bauchbereich bis zum Schambein. Bei einem Rüden sparst du natürlich den Penis aus und behandelst rechts und links davon mit den Fingerspitzen weiter.

Diese Massage kann sowohl durchgeführt werden, wenn dein Hund liegt, als auch wenn er steht. Durch das wiederholte Ziehen in entgegengesetzte Richtungen wird die Mittellinie an der Unterseite des Hundes gelockert. Weil dabei Nervenenden stimuliert und Endorphine freigesetzt werden, kann die Massage dazu beitragen, Stress abzubauen und die allgemeine Entspannung zu fördern. Verspannungen im Bereich des Brustkorbs und des Bauches können sich lösen, das Verdauungssystem wird angeregt und das Wohlbefinden deines Hundes gesteigert.

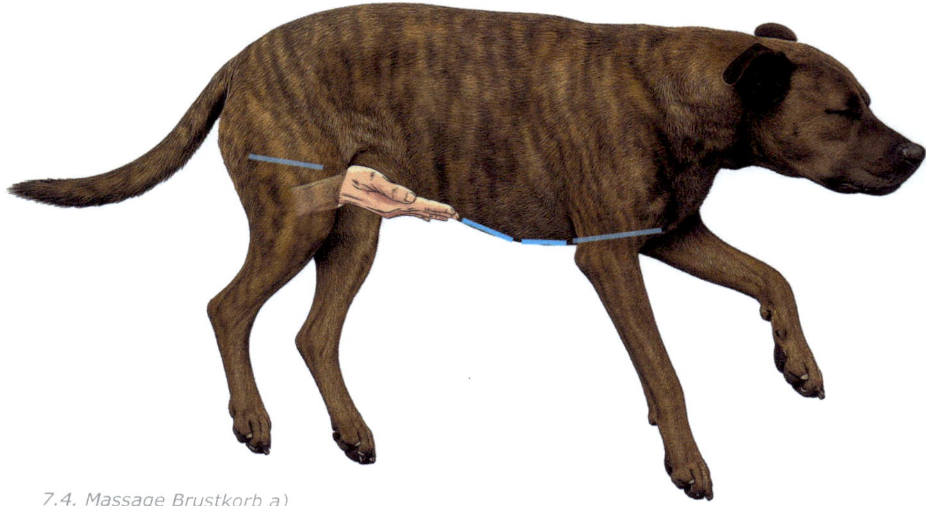

7.4. Massage Brustkorb a)

b) Anschließend kehrst du zum Brustbein zurück und gleitest mit den Fingern mehrfach leicht in den Zwischenräumen der Rippen entlang. Dazu setzt du die Kuppen von Daumen und Zeigefinger oder Daumen und Mittelfinger in der Mitte auf und streichst nach außen (ähnlich wie in Übung c).

So bearbeitest du alle Rippenzwischenräume. Die Rippen enden an der Unterseite etwa mittig des Hundekörpers. Bei dieser Massage ist es besonders wichtig, nicht zu viel Druck auszuüben, sondern sanft und behutsam vorzugehen und die Reaktionen des Hundes zu beobachten. Die Behandlung sollte für ihn angenehm und entspannend sein. Am besten, du probierst es zuvor an dir selbst aus. So bemerkst du unmittelbar, wie viel Druck du ausüben kannst.

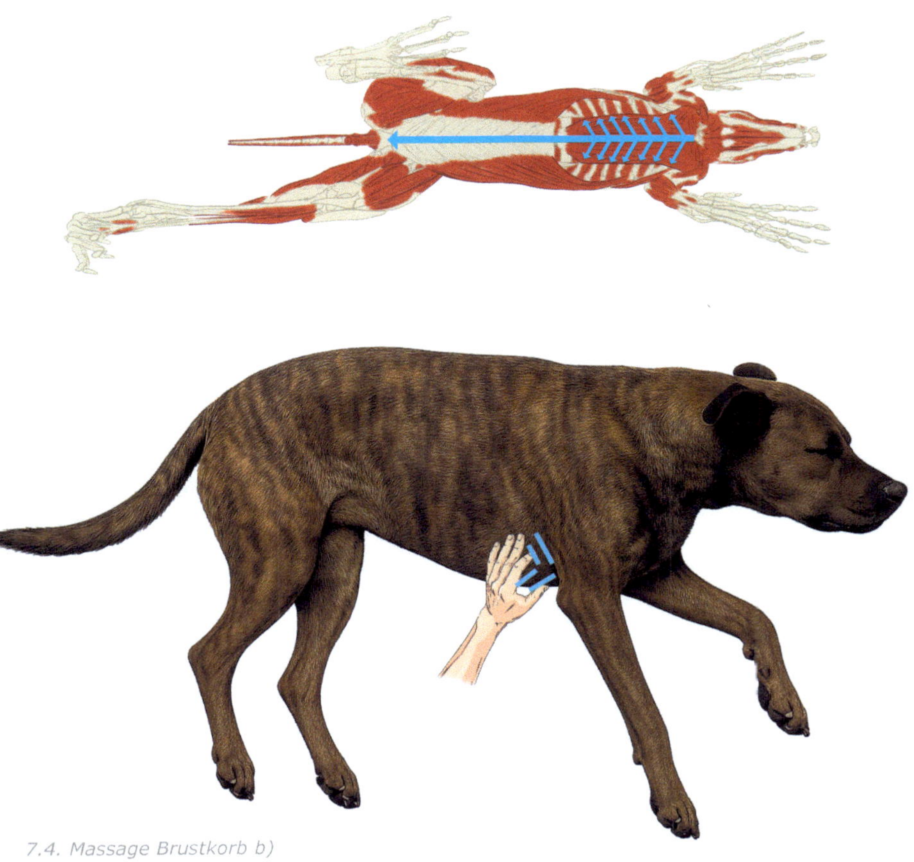

7.4. Massage Brustkorb b)

c) Diese Massage kannst du durchführen, während dein Hund auf der Seite liegt oder steht. Du legst die flache Hand auf seine Rippen und hältst das Bindegewebe fest. Mit der anderen Hand arbeitest du dich am äußeren Rippenbogen entlang. Dazu setzt du bei größeren Hunden die Handkante und bei kleinen Hunden einen Finger ein. Man kann sich am Rippenbogen regelrecht "anheften" und durch schaukelndes Hin- und Herbewegen das Bindegewebe unter den Rippen lockern. Auch bei dieser Behandlung gilt: es soll dem Hund keine Schmerzen verursachen, sondern angenehm und entlastend für ihn sein. Da hier eine große Faszie mit der Lunge und dem Herzen verbunden ist, kann diese Massage besonders jenen Vierbeinern helfen, die anfällig für Atemprobleme sind. Kleine Rassen wie Möpse genießen diese Art der Berührung oft besonders.

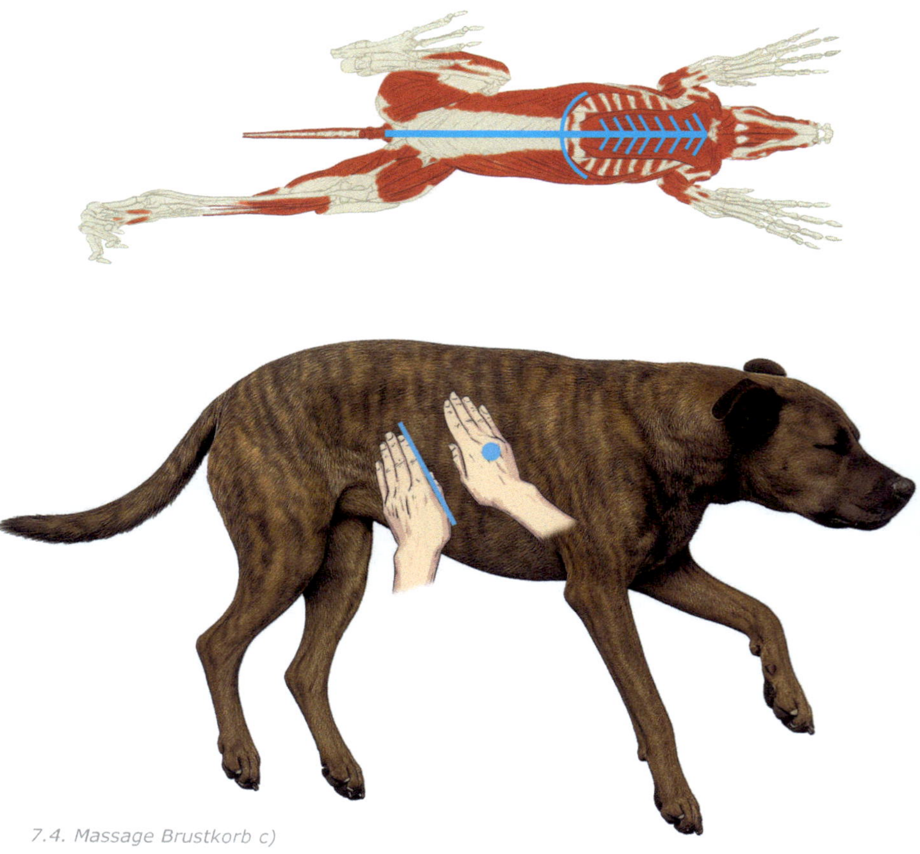

7.4. Massage Brustkorb c)

7.5. Hinterhaupt-Massage

Oben auf dem Kopf des Hundes, zwischen den Ohren, gibt es eine knöcherne Erhöhung, die leicht zu fühlen ist. Lege eine Hand (oder beide Hände, je nach Größe des Hundes und was bequemer ist) auf diesen Bereich. Führe dann sanft schaukelnde Bewegungen mit den Fingern aus. Die Finger sollten leicht auf dem Bindegewebe „angesaugt" sein, während du diese Bewegungen machst. Beginne in der Mitte der knöchernen Erhöhung und bewege dich langsam nach außen. Gehe hinter den Ohren entlang bis nach unten. So kommst du fast bis unter die Ohren und in die Nähe des Vagusnervs.

Diese Massage stimuliert das Bindegewebe und fördert die Durchblutung im Bereich des Hinterkopfes, was zu einer besseren Versorgung des Kopfbereichs mit Nährstoffen und Sauerstoff führt. Außerdem werden Verspannungen am Hinterkopf gelockert. Die schaukelnden Bewegungen wirken sich positiv auf das parasympathische Nervensystem aus, was zur Entspannung beiträgt.

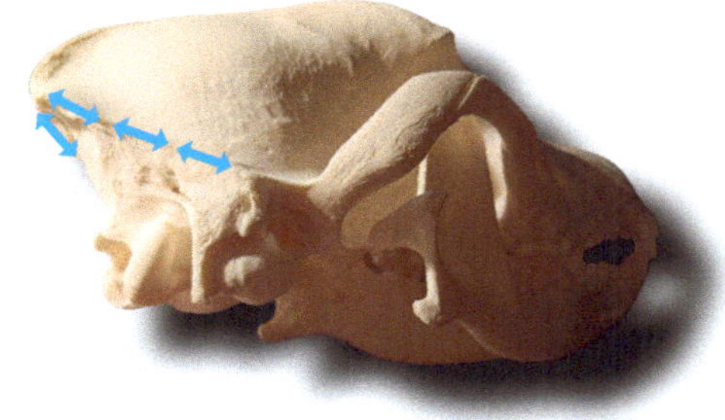

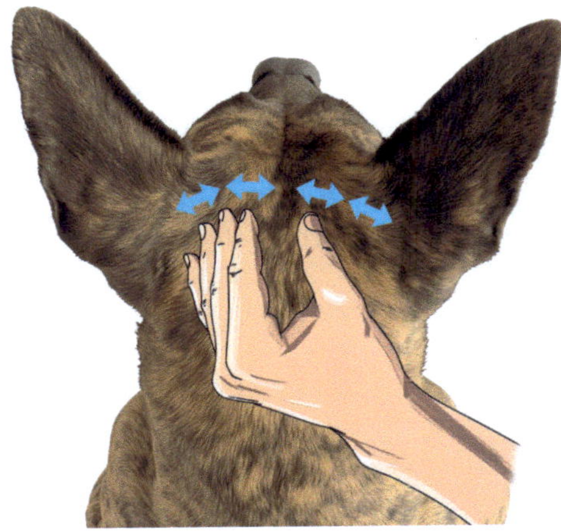

7.5. Hinterhaupt-Massage

7.6. Narben

Hier im Buch können wir nicht tief in die Narbenbehandlung eingehen. Es gibt verschiedene Stadien einer Heilung, die man bei einer Narbenbehandlung berücksichtigen muss. Ob es die Anfangsphase, die „Entzündung", ist oder die weitere Folge des Wundheilungsprozesses – ob es sich um eine nach innen oder nach außen gezogene Narbe handelt: Es gibt viele Faktoren, die eine Wundheilung und die Entstehung der Wunde beeinflussen. Da wollen wir nicht reinpfuschen, und ein ausführlicher Bericht würde den Rahmen dieses Buches sprengen.

Wir behandeln NUR eine Narbe, die schon abgeheilt ist. Dabei befinden wir uns in der Phase der **„Entstörung" und Behandlung einer Narbe**. Die Entstörung einer Narbe ist relativ einfach – es schadet nicht, auch wenn die Narbe keine Schmerzen ausstrahlt. Rund um die Narbe (ohne die Narbe zu berühren) machen wir mit den Fingern und mit einer leichten Berührung der Haut ausstreichende Bewegungen. Es ähnelt den Sonnenstrahlen, die ein Kind bei einer Sonne malt. Man kann dazu mehrere Finger gleichzeitig nehmen und ein paar Runden machen (2–3).

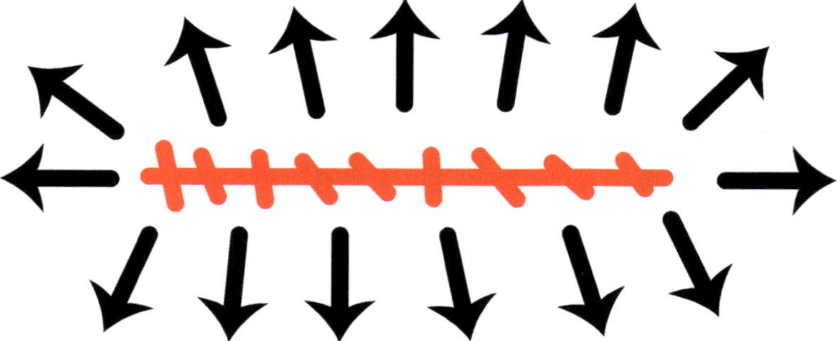

Oft hilft diese „Sonne" rund um die Narbe bei kastrierten Hunden (Hündinnen haben die Narbe am Bauch – unterhalb der Lendenwirbel, ca. Mitte Bauch – und die Rüden hinten, unter der Rute – unterhalb und innerhalb der Sitzknochen, siehe Bilder). Oft sind es krampfartige, stechende Schmerzen, die dadurch verschwinden können.

Narben werden meistens sich selbst überlassen und nicht wirklich weiter behandelt. So verfilzt unter der Narbe das Bindegewebe, und meistens entstehen feste Verbindungen dort, die gar nicht oder nur sehr schwer mobilisiert werden können.

Eine weitere Behandlung wäre:

Mit einer Hand fixieren wir eine Seite der Narbe, und mit der anderen Hand „saugen" wir uns an das Bindegewebe an und versuchen, es ganz leicht hin und her zu bewegen. Wir versuchen, falls dort Verklebungen sind, diese zu lockern. Das Gleiche machen wir auf der anderen Seite (spiegelverkehrt).

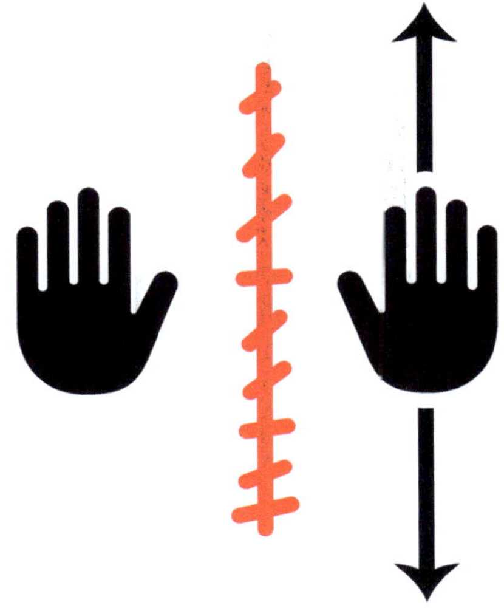

Danach könnte man auch eine Hand auf die Narbe legen und versuchen, ganz leicht das Gewebe unter der Narbe hin und her zu bewegen. Man könnte spüren, ob unter der Narbe irgendwo das Bindegewebe bzw. die Faszie verklebt ist. Mit leichten Mikrobewegungen kann man die Hyaluronan-Produktion anregen und so auch ein wenig die steifen Verbindungen unter der Haut lockern. Das geht nicht auf einmal. Neue Verbindungen unter der Haut bilden sich in Wochen, Monaten – manchmal dauert es ein Jahr. Hyaluronan ist das „Schmiermittel" der Faszien, beseitigt die Viskosität in der Faszie und speichert Wasser. So machen wir den Untergrund unter der Narbe flüssiger, und mit der Zeit können auch neue Verbindungen entstehen oder manche verklebte Faszien wieder etwas gelockert werden.

7.7. Pfotenmassage

Sowohl die Anatomie als auch die Aufgaben der Hundepfoten sind äußerst vielfältig und faszinierend. Darum macht es durchaus Sinn, die Pfotenfaszien zu lockern. An welcher Pfote du bei deinem Vierbeiner beginnst, ist völlig gleich.

Die kleinen Knochen des Fußgelenkes sind bei den Hunden gut spürbar. Unterhalb davon beginnst du, auf der Vorderseite der Pfoten die Zwischenräume der einzelnen Mittelfußknochen zu massieren (sehe Bild). Dazu setzt du jeweils einen oder mehrere Finger in einen dieser Zwischenräume und streichst diesen mit leichtem Druck und hin- und herschaukelnden Bewegungen nach unten aus, bis du zwischen den Zehen angelangt bist. Dies wiederholst du bei den übrigen beiden "Fugen" und gehst anschließend zur nächsten Pfote über.

Auch hier gilt wie für alle Massagen, stets behutsam mit dem Hund umzugehen. Was der Hund ablehnt, führen wir auch nicht durch. Vielleicht mag er die betreffende Behandlung ein anderes Mal. Es ist wichtig, den Hund während der einzelnen Massagen zu beobachten. Nur dann weiß man, ob diese ihm angenehm ist oder nicht. Druck und Tempo sollten stets an Rasse und körperliche Konstitution des Tieres angepasst sein. Das Wichtigste ist IMMER, dass sich der Hund wohlfühlt.

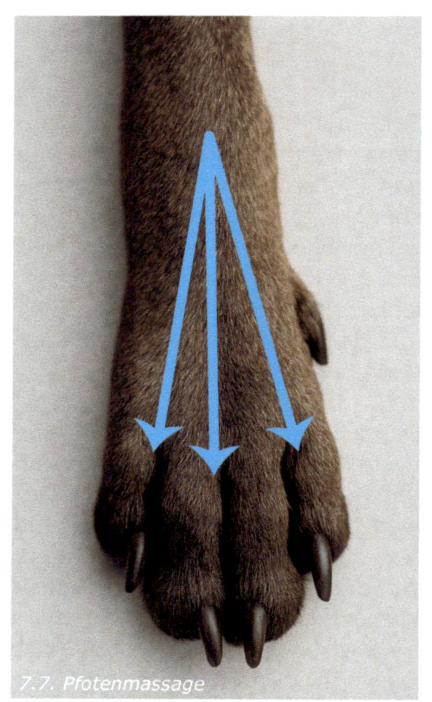

7.7. Pfotenmassage

„Man sollte immer so mit seinem Hund umgehen, dass man im nächsten Leben mit vertauschten Rollen klarkommt"

(Zitat angelehnt an Pascal Lachenmeier)

Weitere Techniken und Behandlungsmöglichkeiten vermittle ich bei meinen Seminaren. Um dem Hund keinen Schaden zuzufügen, ist es bei zahlreichen Massagen unerlässlich, diese live zu erleben und zu erlernen.

8. Fasziendynamik MK erlebt

8.1. Prinzessin

Mein Zwergspitz „Prinzessin" war schwer krank. Eine Hüfterkrankung machte es ihr unmöglich, zu gehen. Ganz träge und kraftlos vegetierte mein Hund Tag für Tag vor sich hin, ohne sich groß bewegen zu können. Durch Herrn Bernhard Kainz (Hundeschweiger) bin ich auf Martina gestoßen. Nach nur 3 Behandlungen konnte Prinzessin bereits 10 Meter am Stück laufen. Ihr Wesen veränderte sich. Sie hatte wieder richtige Lebensfreude in den Augen und war viel aktiver. Martina hat einen ausgezeichneten Umgang mit Hunden und führt jede Behandlung mit Liebe und Sorgfalt durch. Prinzessin freut sich regelrecht auf die Behandlung, sobald Martina kommt. Letztens hat sie zum ersten Mal fast während der gesamten Behandlung geschlafen.

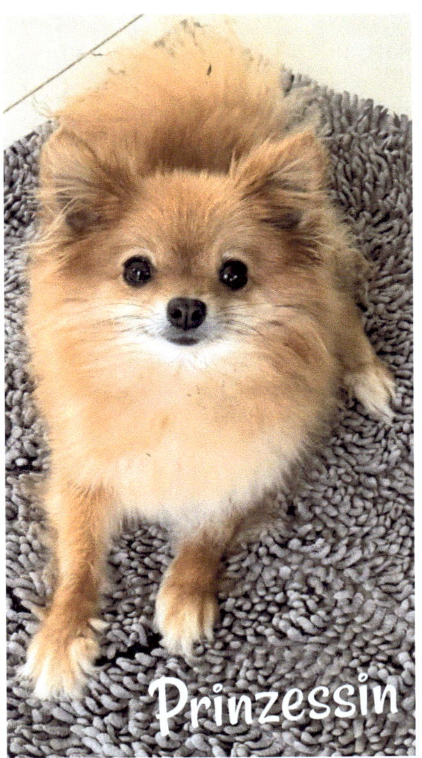

8.2. Ein besseres Leben für Lony

Vor etwa zwei Jahren brachten wir unsere kleine Spitz-Hündin Lony zu Martina für eine Fasziendynamik-Behandlung. Ursprünglich suchten wir lediglich nach einer Wellness-Massage für sie, um ihr etwas Gutes zu tun. Was wir jedoch bekamen, übertraf all unsere Erwartungen – es war nicht nur eine entspannende Behandlung, sondern ein echter Wendepunkt in Lonys Leben.

Lony hatte seit langen Problemen mit ihrer Kniescheibe. Sie sprang immer wieder heraus, und wir mussten oft den Tierarzt aufsuchen oder Physiotherapie für sie in Anspruch nehmen. Dieses Problem belastete uns sehr, da es für sie sichtlich unangenehm war und ihre Bewegungsfreiheit einschränkte. Doch nach der Behandlung bei Martina geschah etwas Erstaunliches: Ihre Kniescheibe blieb seitdem stabil und das Problem hat sich nie wieder gezeigt.

Martina bemerkte während der Behandlung, dass eine Sehne auf der Innenseite von Lonys Oberschenkel, welche von der Kastrationsnarbe bis hinauf zum Bauch reichte, verkürzt war. Durch das Lösen dieser Verspannung und die gezielte Arbeit an der verklebten Faszie konnte Lony eine neue Lebensqualität gewinnen. Die verhärteten und verfilzten Faszien wurden wieder geschmeidig, was nicht nur ihre Mobilität, sondern auch ihr Wohlbefinden enorm steigerte.

Heute ist Lony voller Energie und Lebensfreude. Wir sind unendlich dankbar, dass wir durch eine vermeintlich einfache Massagebehandlung eine so positive Veränderung in ihrem Leben erfahren durften. Martina hat nicht nur Verspannungen gelöst, sondern durch ihre Expertise auch zu Lonys langfristigem Wohlbefinden beigetragen. Die Nebenwirkung dieser Behandlung war ein besseres Leben für unsere geliebte Hündin – und dafür können wir nicht dankbarer sein. Die Fasziendynamik-Behandlung bei Martina können wir jedem Hundehalter wärmstens empfehlen.

8.3. Kiki findet zurück ins Leben

Unsere Hündin Kiki erlitt nach einer schweren Rückenoperation einen dramatischen Rückschlag – sie konnte ihre Hinterbeine nicht mehr bewegen und schleifte sie nur noch hinter sich her. Sie war eine große, kräftige Hündin, und es war für uns eine Herausforderung, sie ständig zu tragen. Trotzdem wollten wir ihr weiterhin ein schönes Leben ermöglichen. Durch eine Empfehlung kamen wir schließlich zu Martina und ihrer Fasziendynamik-Behandlung – und das veränderte alles.

Martina begann, Kiki mit sanften Massagetechniken zu behandeln und arbeitete an ihren verklebten Faszien. Schon nach der ersten Behandlung konnte Martina uns sagen, dass „Leben" in den Hinterbeinen sei und dass die verklebten Faszien sie daran hinderten, sich normal zu bewegen. Uns fiel sofort auf, wie entspannt Kiki während der Behandlung war. Was uns aber wirklich verblüffte, waren die Fortschritte, die Kiki nach jeder weiteren Sitzung machte. Zuerst begann sie, ihre Rute zu bewegen – ein kleines Zeichen, aber für uns ein riesiger Schritt. Bald darauf konnte sie ihre Blase und ihren Stuhlgang wieder kontrollieren, etwas, das zuvor unmöglich gewesen war. Schritt für Schritt erholte sie sich: Zuerst stützte sie sich auf den Knien ab, dann versuchte sie aufzustehen und schließlich schaffte sie es, das Gleichgewicht zu halten. Der Moment, als Kiki nach etwa zehn Behandlungen tatsächlich wieder laufen konnte, war für uns wie ein Wunder. Sie stand auf eigenen Beinen, ging selbstständig – und das alles, obwohl die Operationsnarbe am Rücken noch deutlich sichtbar war. Es war ein unbeschreibliches Gefühl, zu sehen, wie sie sich voller Freude und Erleichterung bewegte.

Wir mussten sie nicht mehr tragen, und sie war wieder die glückliche, lebendige Hündin, die wir so sehr liebten. Martina hat in all den Behandlungen nie einen Wirbel berührt, sie löste die Verklebungen und befreite dadurch die blockierten Nerven. Das gesamte Fasziennetzwerk wurde neu ausgerichtet, so dass Kiki nicht nur wieder laufen konnte, sondern auch ihre Koordination zurückgewann. Als wir nach Kikis Genesung unseren Tierarzt aufsuchten, war auch er beeindruckt. Er sagte uns ehrlich: „Ich hätte nie geglaubt, dass dieser Hund je wieder laufen wird." Doch dank Martinas Fachwissen und ihrer außergewöhnlichen Arbeit haben wir genau das erreicht. Diese Erfahrung hat uns zutiefst berührt, und wir sind ihr unendlich dankbar. Ihre Fasziendynamik-Behandlungen haben unserer Kiki nicht nur das Laufen zurückgegeben, sondern auch ihre Lebensfreude. Wir können es jedem nur wärmstens empfehlen, der seinem Tier ein besseres Leben ermöglichen möchte.

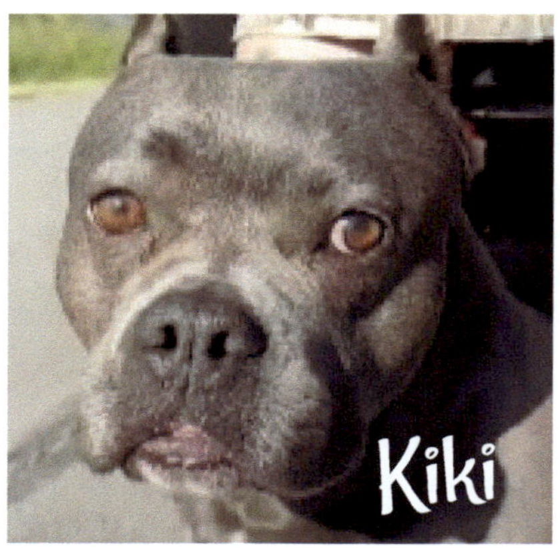

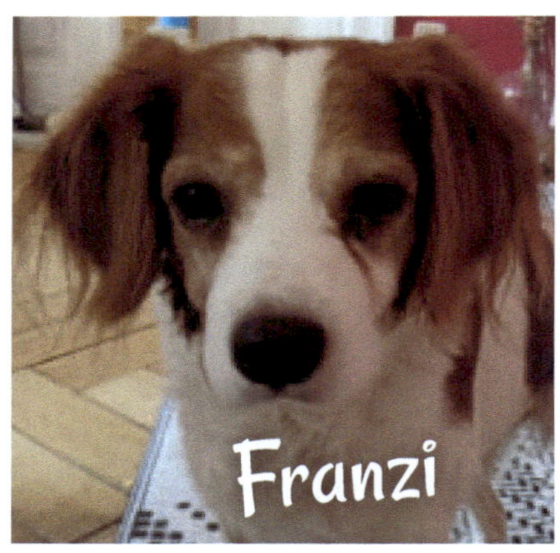

8.4. Francesco

Francesco, liebevoll Franzi genannt, wurde auf einem Parkplatz ausgesetzt. Sein herzzerreißender Blick bewegte uns so sehr, dass wir ihn sofort mit nach Hause nahmen. Leider war sein Gang alles andere als normal, und wir versuchten verzweifelt, Hilfe bei verschiedenen Tierärzten zu finden, um seine fortschreitenden Bewegungseinschränkungen zu behandeln. Unsere Hoffnung schwand immer mehr, bis uns eines Tages während eines Spaziergangs ein junger Mann ansprach. Er sagte: „Dieser Hund muss zu Martina, sie hat lahme Hunde wieder gesund gemacht!"

Dieser fast biblisch anmutende Spruch überzeugte uns auf der Stelle. Wir kontaktierten die „Hundeheilerin" Martina und machten uns sofort auf den Weg Richtung Norden. Das erste Treffen mit ihr war für uns und vor allem für Franzi ein echtes Highlight. Allein wie sie mit dem kleinen Kerl sprach und mit ihm umging, berührte uns zutiefst. Man spürte und sah, dass sie eine besondere Begabung hatte und ihre Hände eine heilende Wirkung ausstrahlten.

Franzis Erkrankung bleibt mysteriös, doch dank Martina ist sein Zustand relativ stabil geblieben. Er kann wieder gehen, genießt weiterhin voller Freude sein Leben und erwärmt unsere Herzen. Wir sind unendlich dankbar, dass wir Martina, unsere Hunde-Fee, gefunden haben. Sie hat Franzi und uns neues Leben und Hoffnung geschenkt. Martina, wie schön, dass es dich gibt. Wir sind dankbar, dass wir dir begegnen durften.

8.5. Timo

Wir sind zu Martina gekommen, da mein Hund Timo an Epilepsie leidet. Nachdem er gekrampft hat, hatte ich immer das Gefühl, dass er total verspannt war. Wir haben begonnen, regelmäßig die liebe Martina zu besuchen. Bei der ersten Behandlung war Timo noch etwas skeptisch, mittlerweile legt er sich auf das Bett und genießt es in vollen Zügen. Da können ihm auch schon mal die Augen zufallen. Ich habe das Gefühl, dass er nach einer Behandlung viel aktiver ist. Alle Blockaden und Verspannungen sind gelöst. Wellness für Hunde. Und ganz nebenbei: Timo hatte seit 8 Monaten keinen Anfall mehr.

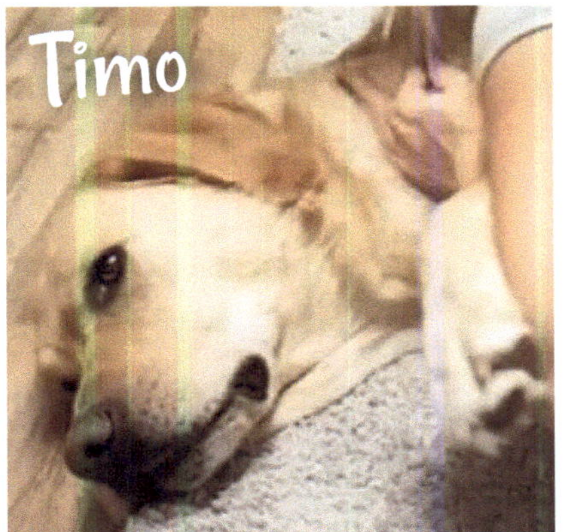

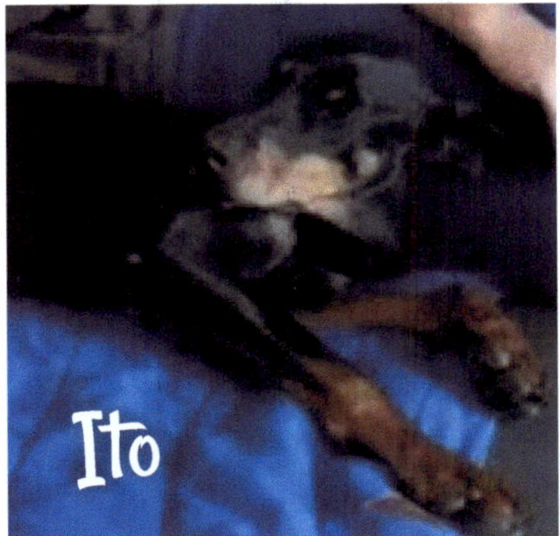

8.6. Ito

Seit unser Dobermann bei uns lebt, hatte er einen krummen/runden Rücken. Wir bemerkten, dass er sich hinten nicht kratzen konnte und auch sonst durch diesen runden Rücken viel Mühe hatte. Wir waren beim Tierarzt und in der Physiotherapie, doch leider brachte nichts die erhoffte Verbesserung - bis wir Martina bei einem Seminar trafen und sie sich Ito ein erstes Mal vornahm. Schon damals war eine deutliche Besserung zu erkennen. Nach ca. einem Jahr behandelte sie Ito erneut mit dem Erfolg, dass seine Beschwerden vollständig verschwanden. Sein Rücken ist seitdem gerade und er kann sich bewegen und kratzen, wie es ihm beliebt. Vielen herzlichen Dank an Martina für diese Behandlungen und die Verbesserung von Ito's Lebensqualität!

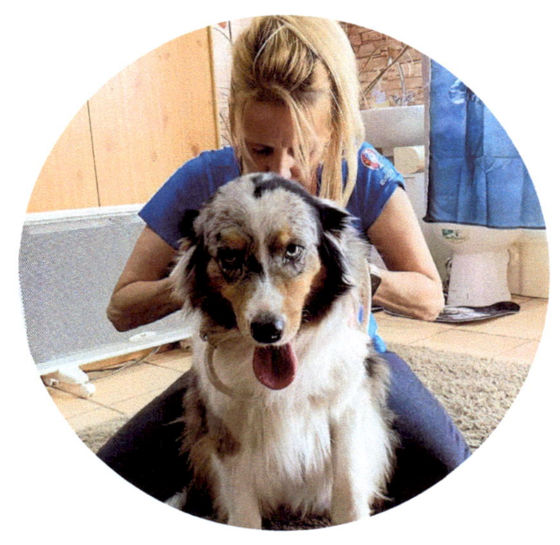

„Vielleicht ist er gar nicht faul, dein Hund.

Vielleicht ist er weise.

Vielleicht trägt sein Körper Spannungen, die du nicht siehst.

Vielleicht hat er gelernt, langsamer zu werden, weil es das Einzige

ist, was ihm wirklich gut tut.“

(Martina Kainz)

Abbildungsverzeichnis

Dieses Werk enthält Grafiken, die mithilfe von KI-Technologien generiert wurden.

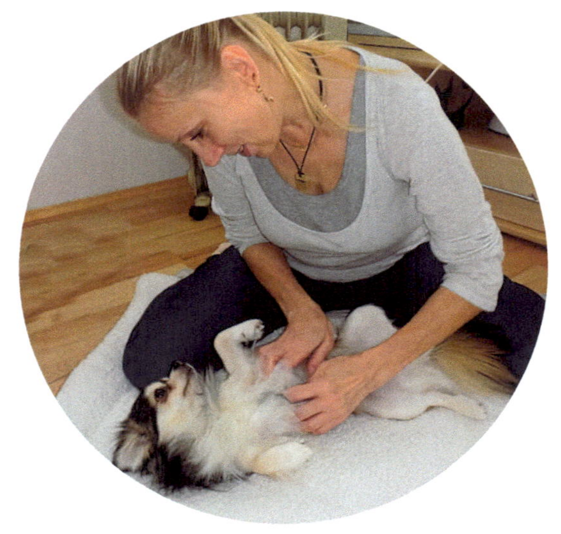

„Gönn deinem Hund Entspannung – nicht, weil er sie verdient,

sondern weil sie sein natürlichstes Bedürfnis ist.

Und vielleicht erkennst du dabei:

Auch du darfst wieder langsamer werden."

(Martina Kainz)

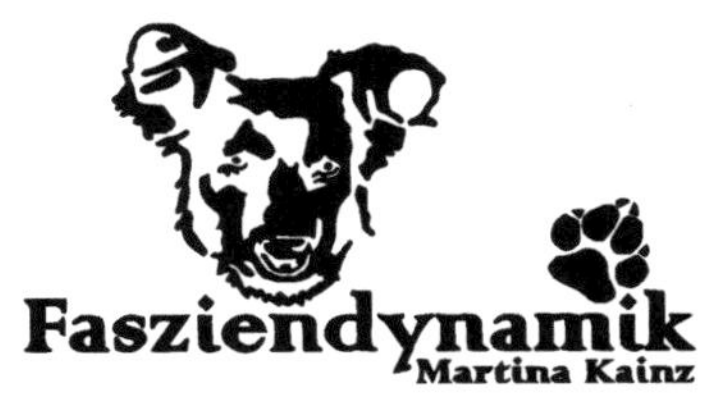

Entspannte Faszien.

Entspannter Hund.

Website: fasziendynamik.mk